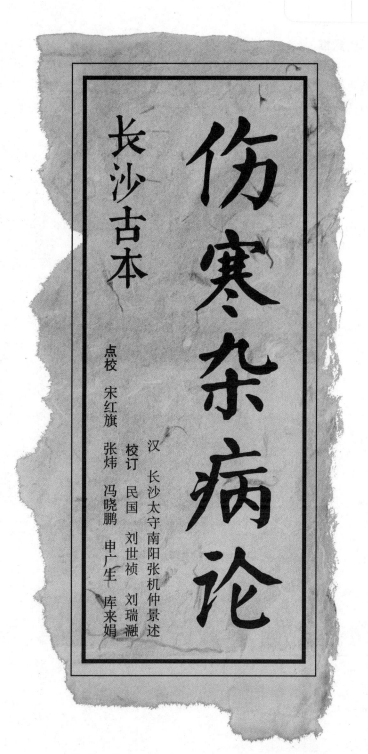

伤寒杂病论

长沙古本

点校　宋红旗　张炜　冯晓鹏　申广生　库来娟

汉　长沙太守南阳张机仲景述

校订　民国　刘世祯　刘瑞瀜

中原农民出版社

·郑州·

图书在版编目(CIP)数据

长沙古本《伤寒杂病论》/(东汉)张仲景述;刘世祯,刘瑞瀜校订;宋红旗等点校.—郑州:中原农民出版社,2016.4
　ISBN 978-7-5542-1368-1

　Ⅰ.①长… Ⅱ.①张… ②刘… ③刘… ④宋… Ⅲ.①《伤寒杂病论》Ⅳ.①R222.1

中国版本图书馆 CIP 数据核字(2016)第 040628 号

长沙古本《伤寒杂病论》
CHANGSHAGUBEN SHANGHANZABING LUN

出版:中原农民出版社
地址:郑州市经五路 66 号　　　　　**邮编:**450002
网址:http://www.zynm.com　　　　　**电话:**0371-65751257
发行:全国新华书店
承印:新乡市豫北印务有限公司

投稿邮箱:zynmpress@sina.com
医卫博客:http://blog.sina.com.cn/zynmcbs
策划编辑电话:0371-65788653　　　　**邮购热线:**0371-65724566

开本:889mm×1194mm　　1/16
印张:9.25
字数:192 千字
版次:2016 年 4 月第 1 版　　　　　**印次:**2016 年 4 月第 1 次印刷
书号:ISBN 978-7-5542-1368-1　　　　**定价:**45.00 元
　　　　本书如有印装质量问题,由承印厂负责调换

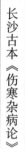

内容简介

长沙古本《伤寒杂病论》

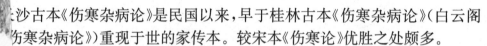

长沙古本《伤寒杂病论》是民国以来,早于桂林古本《伤寒杂病论》(白云阁《伤寒杂病论》)重现于世的家传本。较宋本《伤寒论》优胜之处颇多。

长沙古本是白云阁藏本的姊妹篇,似出于同一传本,但内容却不完全相同,补证的价值,具有文献考据意义。

长沙古本分为十六卷,但缺杂病证治,无《金匮》条文;《伤寒例》前,较桂林《六气主客》一篇;六气之病仅有"暑、热、燥、湿",缺"风、寒"二病;尚有有者,如《辨阳明病脉证并治》有佚文一条,曰:"动作头痛,短气,有潮热者,也"但未出治方,而白云阁藏本则有"白蜜煎主之"一句,诸如此类的异同多。

点校本不仅是长沙古本《伤寒杂病论》的全貌,更是近年来少有的《伤寒点校本。

者是仲景故里的专家学者,研习仲景学说三十余年,从南阳方言角度、角度、临床经验角度,加以吸收国内外仲景学说的研究成果,做了精心注,对阅读仲景著作有很大帮助、对解决《伤寒杂病论》的一些争议有。

据南阳方言,注"几几",当读作 jī jī(唧唧),不读 shū shū、sū sū;"哕"、干呕,不是呃逆或膈肌痉挛。依据训诂,注"㕮咀"为捣碎、拍劈、砸为口嚼如碎豆状;训"直视失溲"之"失溲",为无尿,不是尿失禁;注"啬啬",为冷恶恶畏寒貌;注"淅淅"为起鸡皮疙瘩、汗毛直立的畏风寒状;注"翕翕发热"之"翕翕"为火烧状发热,即高热。依据临床经验,注"脉阴阳俱紧"之"阴阳"为寸脉为阳、尺脉为阴。据同仁研究注"人参"为现在的党参,注"附子,炮去皮"之"炮",为生附子用火烤,非今日之炮制。据文献考证,注释温粉、苦酒、清酒、面麦、索饼为何物。这是该校注本最大的亮点。

书后附有汉代度量衡考证结果和校注者亲自实测的特殊药物剂量,有助于研究《伤寒杂病论》方药应用规律。

本书可供仲景学说研究者、中医、中医爱好者参考。

目录

公元 200～210 年，张仲景《伤寒杂病论》成书后，因历史原因，原书散佚不全。历史上《伤寒杂病论》有许多不同的版本在流传，尤其是魏至宋的 800 年间。

现在通行的宋本《伤寒论》和《金匮要略》，历经魏太医令王叔和、金代成无己、宋代林亿等人之编次校刊，已非仲景原貌。唐代孙思邈述古殷勤，71 岁时见到的《伤寒杂病论》是一个节略本，曾感叹"江南诸师，秘仲景要方不传"（《备急千金要方》卷第九）。"江南诸师"秘而不传的版本哪里去了？是否得以幸存？它们与通行本又有什么异同？

据文献记载，《伤寒杂病论》诞生以后，一支由官方印行，如金代成无己的《注解伤寒论》、宋代林亿校订的《伤寒论》《金匮要略》《金匮玉函经》，以及脱胎于宋代之前的官方印行本、自民国（1912 年）以来由日本回归的康平本《伤寒论》、康治本《伤寒论》（《贞元伤寒论》），以及从《千金翼方》中集出的唐本《伤寒论》、《外台秘要》中载录的《伤寒论》内容；一支由民间保存并流传，如长沙古本《伤寒杂病论》、白云阁藏本《伤寒杂病论》、桂林古本《伤寒杂病论》、涪陵古本《伤寒杂病论》。

经过 1 700 多年的显晦离合，先后有八种古版本相继重光于世。巧合的是，重新现世的这些古版本中，长沙古本《伤寒杂病论》、白云阁藏本《伤寒杂病论》、桂林古本《伤寒杂病论》、《金匮玉函经》、涪陵古本《伤寒杂病论》这五种都出于江南，除《金匮玉函经》是官方印行外，其他都是由家传保存下来的。

一、长沙古本是一个秘本

长沙古本《伤寒杂病论》是民国以来现世最早的家传本，发现于江西。书的来历带有传奇色彩，也因此招致真伪的非议。仲景南阳人也，何以在江西有仲景的家传本？据仲景五十一世孙，河南文史馆员张鸿盘先生言：晋乱之后，仲景族人过江南迁，"先人所传亦随时局过江，为世家望族所秘"，家族繁衍中支系多派，居地不一，其中一个支系曾迁居江西吉安府易水巷（乡），一个支系迁居岭南，"岭南同宗张复初，乃先生四十六世孙，曾言家藏有仲景十二稿，授门人左盛德"(秦恩甲,《新编仲景全书》·张序,中医古籍出版社 2010.1：11～12),岭南有家传本,江西有家传本也是可能的。清末民初湖南浏阳人氏刘世祯,为他母亲寻找墓地时,于江西山谷中结识一位张姓老者,老者皓髯而丹颜,悠然类有道者,即与倾谈,遂及医术,质以平生疑滞,应口疏通,二人相见恨晚,老者曰:"吾乐山林,不与人接久矣,家有古本《伤寒杂病论》,与世所传异,长沙旧文也,目前无可授者,今以授君。"授书前后,师事张老,"凡论中疑义密义,悉质而记之",期间,先是独自撰述,后因年迈与同族友人刘仲迈一起,共同研读长沙古本《伤寒杂病论》"十余年",首先与宋本《伤寒论》对校,"标明其同异,庶览者一见而知古本之胜也",于 1932 年(民国二十一年)由长沙商务印书馆石印,世称长沙古本,也就是本次点校的主校本。长沙古本《伤寒杂病论》公世以后,1936 年(民国二十五年)上海大成书社曾经照版铅印,但这两个版本均已成秘本。刘世祯、刘仲迈又详细注疏长沙古本,撰成《伤寒杂病论义疏》十六卷,于 1934 年印行。

四川刘镕经于涪陵得传的,"王叔和所述,孙思邈所校"之《伤寒杂病论》,1935 年石印公世,世称涪陵古本(又称四川本),略晚于长沙古本,这是一个节略本,目前只有重庆图书馆有一部,新中国成立后未印行,也成秘本。

而白云阁藏本《伤寒杂病论》,是黄竹斋先生在 1934 年,抄录于桂林名医罗哲初所藏,其师左盛德传授的古本《伤寒杂病论》,1939 年石印公世,世称白云阁藏本,其后,又以白云阁藏本木刻板印行两次,现版藏南阳医圣祠,2013 年杨建宇先生等予以点校,由中原农民出版社出版发行。黄竹斋之后,罗哲初又将白云阁藏本传与儿子罗继寿,罗继寿于新中国成立后献出此本,1956 年以来由广西人民出版社先后两次印刷,即桂林古本《伤寒杂病论》。

对照长沙古本与白云阁藏本,似出于同一传本,但内容却不完全相同,有相互补证的价值,具有文献考据意义。较宋本《伤寒论》优胜之处颇多,故近年参考引证长沙古本以校注《伤寒论》的尚有不少著作。

长沙古本也分为十六卷,但缺杂病证治,无《金匮要略》条文,其《伤寒例》前,较桂林古本少《六气主客》一篇,六气之病仅有"暑、热、燥、湿",缺"风、寒"二病,尚有有论无方者,如《辨阳明病脉证并治》有佚文一条,其文曰"动作头痛,短气,有潮热者,属阳明也"但未出治方,而白云阁藏本则有"白蜜煎主之"一句,诸如此类的异同还有许多。

二、点校方法

对于研究学习仲景学说、膜拜仲景思想的中医来说,一睹长沙古本《伤寒杂病论》是梦寐以求的事。为了满足同行对长沙古本《伤寒杂病论》的渴望,也是点校者对仲景学说的热爱,我们费尽周折搜集到长沙古本《伤寒杂病论》民国石印本,予以点校出版。同时,点校者也将《伤寒杂病论义疏》予以点校,由中原农民出版社出版发行。

本次点校出版的长沙古本,来源于 1932 年(民国二十一年)长沙商务印书馆印行,由当时的湖南省主席何芸樵手书的石印线装本。版本文字工整优美、印刷精良,见图 1～图 3。

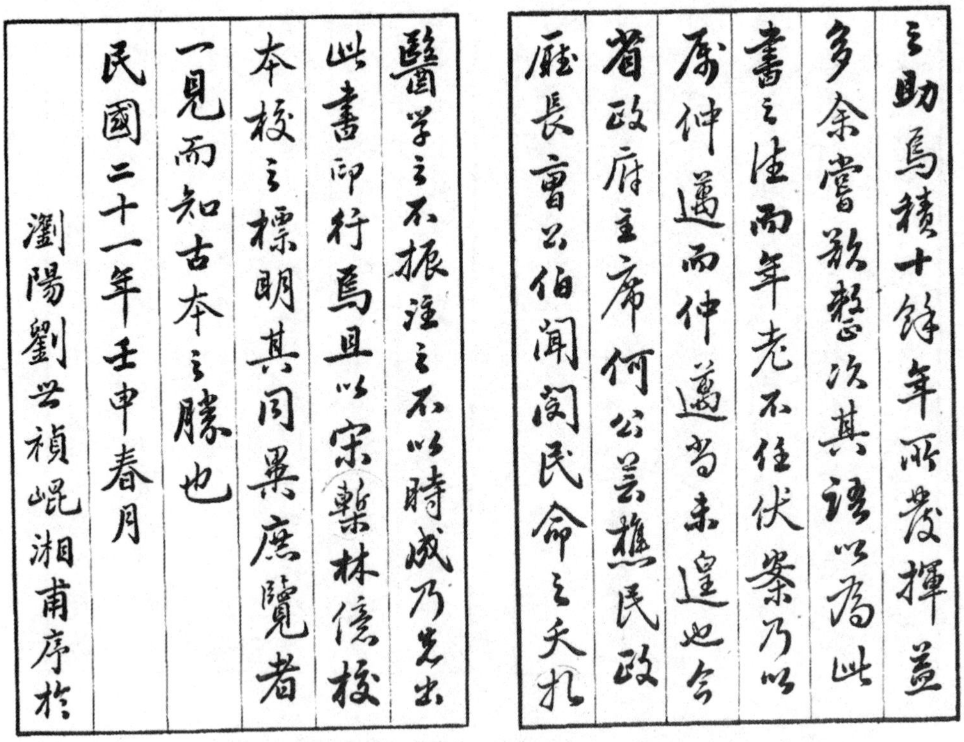

之助為積十餘年所罕覩葢
多余嘗歎惜次其語以為此
書之佳而年老不任伏案乃以
屬仲邁而仲邁為未遑也今
省政府主席何公芸樵民政
廳長曹公伯聞閔民命之夭扎

醫學之不振洭之不以時成乃先出
此書印行為且以宋紫林儁校
本校之標明其同異庶覽者
一見而知古本之勝也
民國二十一年壬申春月
瀏陽劉芸禎崐湘甫序於

图1　1932年（民国二十一年）长沙商务印书馆石印本

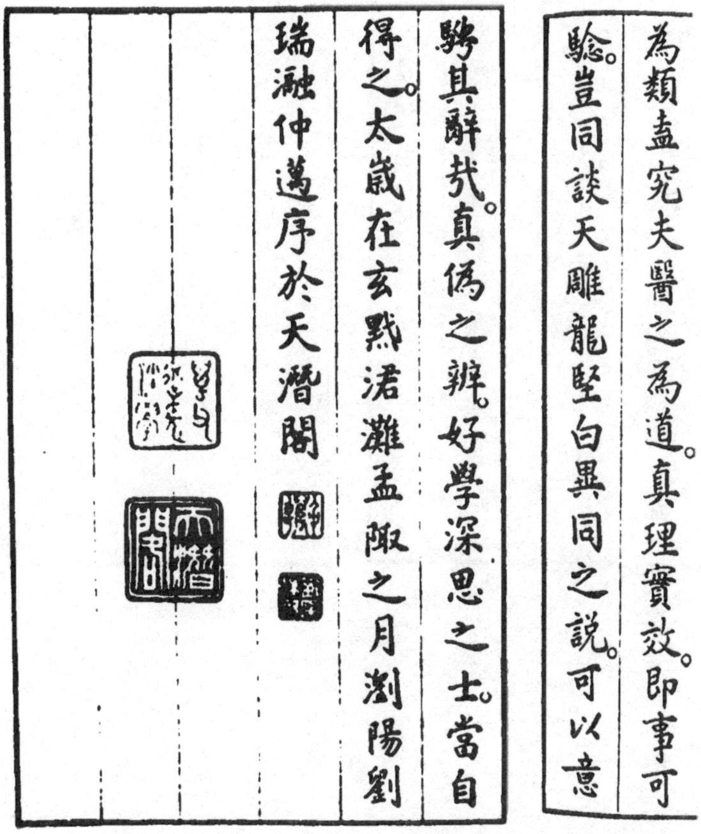

為類盡究夫醫之為道真理實效即事可
驗豈同談天雕龍堅白異同之說可以意
驟其辭我真偽之辨好學深思之士當自
得之太歲在玄黓涒灘孟陬之月瀏陽劉
瑞灗仲邁序於天潛閣

图2　1932年（民国二十一年）长沙商务印书馆石印本

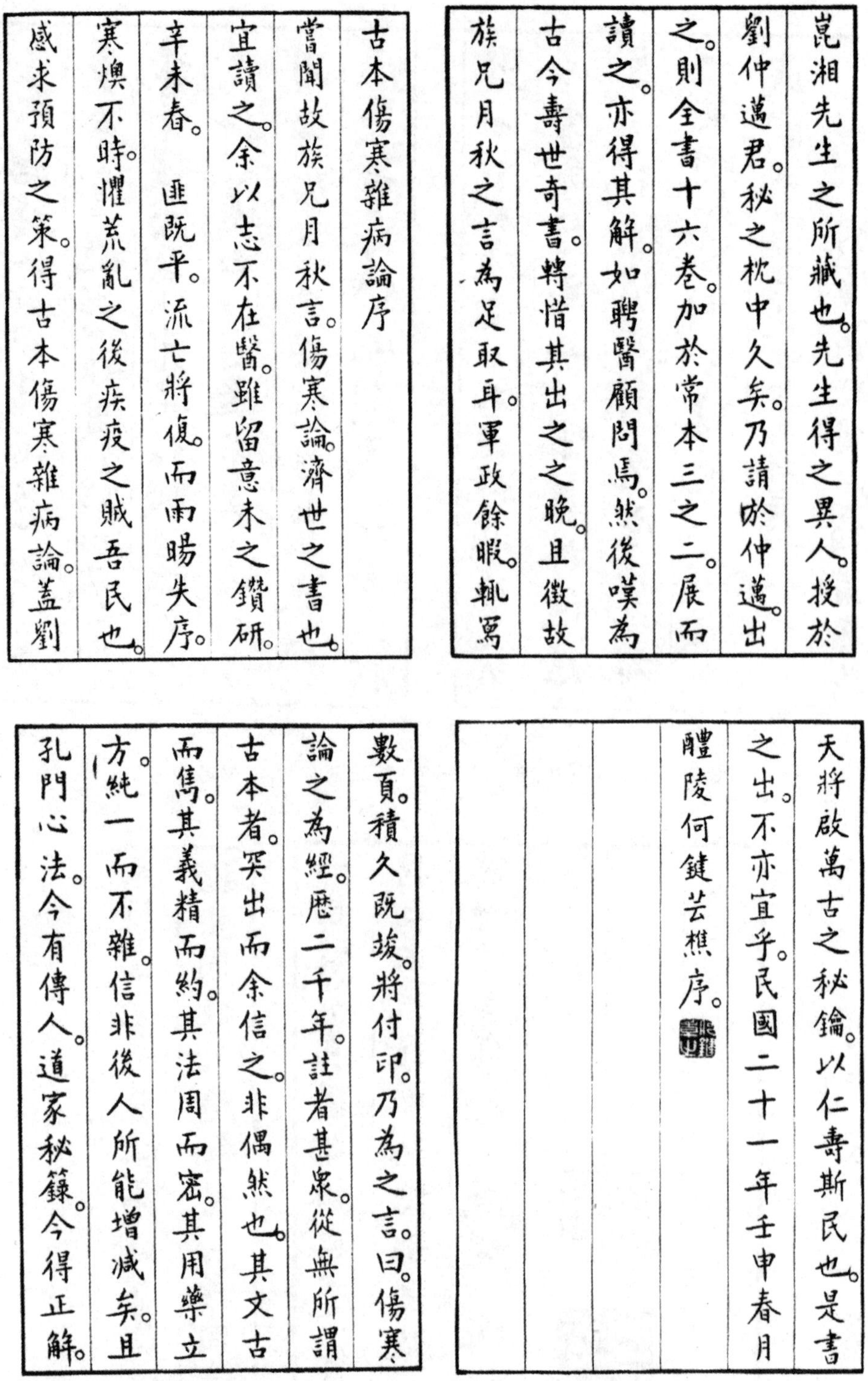

崑湘先生之所藏也先生得之異人授於
劉仲邁君秘之枕中久矣乃請於仲邁出
之則全書十六卷加於常本三之二展而
讀之亦得其解如聘醫顧問焉然後嘆為
古今壽世奇書轉惜其出之之晚且徵故
族兄月秋之言為足取耳軍政餘暇輒寫

古本傷寒雜病論序
嘗聞故族兄月秋言傷寒論濟世之書也
宜讀之余以志不在醫雖留意未之鑽研
辛未春匪既平流亡將復而兩晛失序
寒燠不時懼荒亂之後疾疫之賊吾民也
感求預防之策得古本傷寒雜病論蓋劉

天將啟萬古之秘鑰以仁壽斯民也是書
之出不亦宜乎民國二十一年壬申春月
醴陵何鍵芸樵序。

數頁積久既竣將付印乃為之言曰傷寒
論之為經歷二千年註者甚眾從無所謂
古本者突出而余信之非偶然也其文古
而雋其義精而約其法周而密其用藥立
方純一而不雜信非後人所能增減矣且
孔門心法今有傳人道家秘籥今得正解

图3　1932年（民国二十一年）长沙商务印书馆石印本

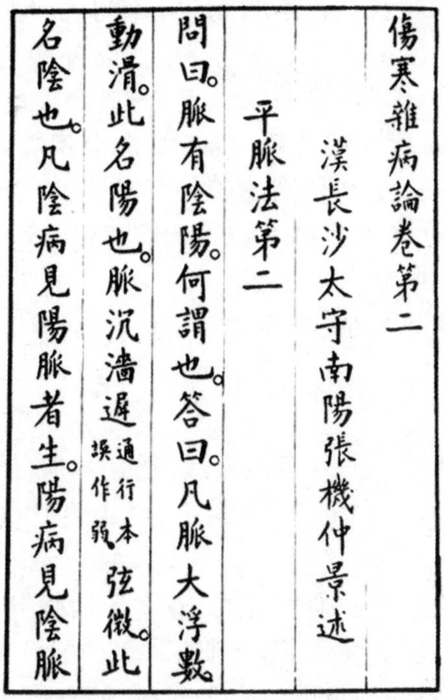

傷寒雜病論卷第二
漢長沙太守南陽張機仲景述
平脈法第二
問曰。脈有陰陽。何謂也。答曰。凡脈大浮數動滑。此名陽也。脈沉濇遲（通行本誤作弱）弦微。此名陰也。凡陰病見陽脈者生。陽病見陰脈

图 4　1932 年(民国二十一年)长沙商务印书馆石印本

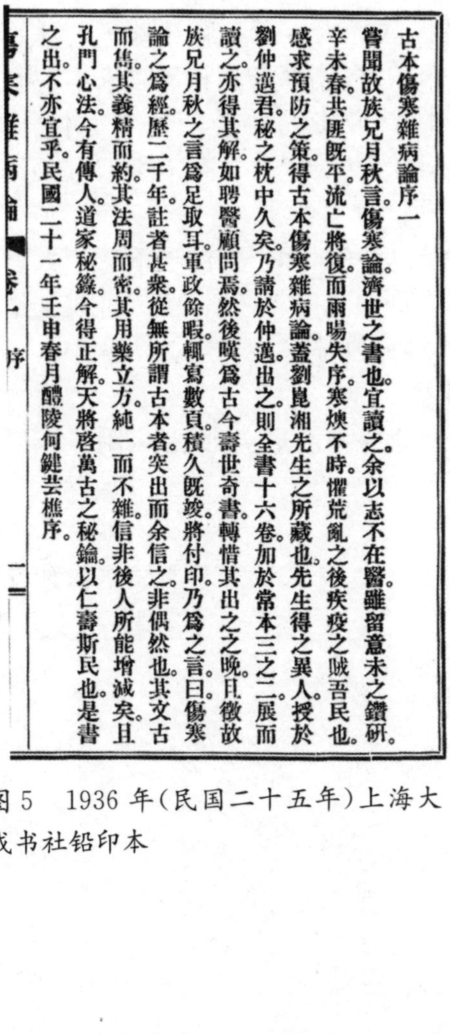

古本傷寒雜病論序一
嘗聞故族兄月秋言。傷寒論。濟世之書也。宜讀之。余以志不在醫。雖留意未之鑽研。辛未春。共匪既平。流亡將復。而雨暘失序。寒燠不時。懼荒亂之後疾疫之賊吾民也。感求預防之策。得古本傷寒雜病論。蓋劉崑湘先生之所藏也。先生得之異人。授於劉仲邁君。秘之枕中久矣。乃請於仲邁出之。則全書十六卷。加於常本三之二。展而讀之。亦得其解。如聘醫顧問焉。然後嘆爲古今壽世奇書。轉惜其出之之晚。且微故族兄月秋之言。爲足取耳。軍政餘暇。輒寫數頁。積久既竣。將付印。乃爲之言。曰。傷寒論之爲經。歷二千年。註者甚衆。從無所謂古本者。突出而余信之。非偶然也。其文古而雋。其義精而約。其法周而密。其用藥立方。純一而不雜。信非後人所能增減矣。且孔門心法。今有傳人。道家秘籙。今得正解。天將啓萬古之秘鑰。以仁壽斯民也。是書之出。不亦宜乎。民國二十一年壬申春月醴陵何鍵芸樵序。

图 5　1936 年(民国二十五年)上海大成书社铅印本

余惟古聖立言。例隨文見。論文十六卷。首脈法。以示診要。次序例。明運氣方宜。立傷寒傳經正治之法。次則暑濕燥熱溫痙霍亂。各有專篇。次乃演六經本病壞病。以究病變喻活法一貫之旨。終之以可與不可用。示醫律其書統百病之綱。詳奇經之治。以平脈辨症。見病知源爲宗。通其旨者。無不可舉一法以概諸凡。散萬殊而約於一成。國醫診斷之學。以詔萬世。尤以脈學最爲詳審。發軒岐不傳之奧。將欲稍釋論例。以暢厥旨。非萬言不足約其綱要。以汗青之速也。爰爲略述緣起。以紀壁經授受之由。世或以法言之象論語。太玄之擬周易爲類。盍究夫醫之爲道。眞理實效。即事可驗。豈同談天雕龍堅白異同之說。可以意騁其辭哉。眞僞之辨。好學深思之士。當自得之。太歲在玄黓涒灘孟陬之月瀏陽劉瑞瀜仲邁序於天潛閣。

古本傷寒雜病論序三
余自少體弱多病。爲父母所偏憐。讀書從其意所好。不設程限。性喜汎覽。不以疲困

图 6　1936 年(民国二十五年)上海大成书社铅印本

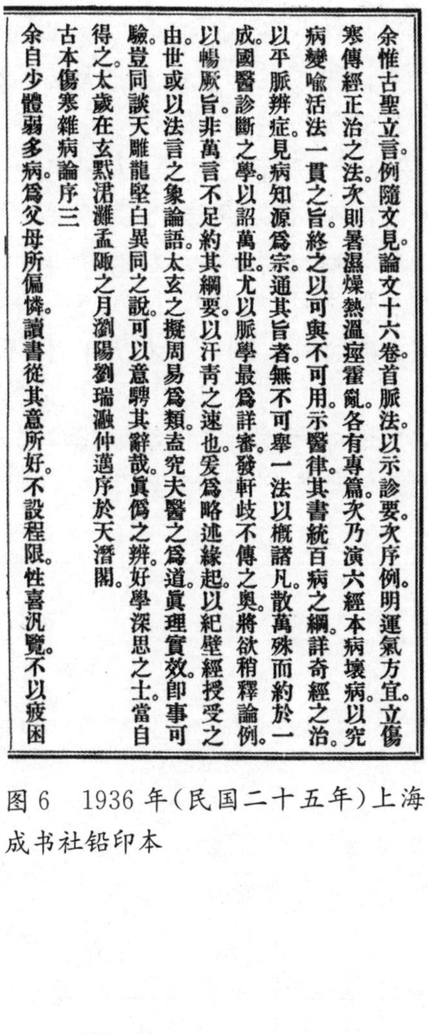

点校方法：为尽量保持长沙古本的原貌和便于今人阅读，本次点校：

（1）主校本为 1932 年（民国二十一年）长沙商务印书馆的石印本长沙古本《伤寒杂病论》，付校为 1936 年（民国二十五年）上海大成书社铅印本（见图 4～图 6）及《伤寒杂病论义疏》（刘炳凡等主编《湖湘名医典籍精华·伤寒金匮卷》湖南科学技术出版社 1999 年 8 月第 1 版），旁校本为《伤寒论校注》（刘渡舟主编，人民卫生出版社 1991 年 6 月第 1 版）《金匮要略校注》（何任主编，人民卫生出版社 1990 年 8 月第 1 版）。

（2）改竖排繁体为横排简体，方剂用法的"右"改为"上"，但保持书本的体例、段落不变。

（3）断句标点。

（4）保留原书的异体字，如括（瓜）蒌、濇（涩）、芒消（硝）、震慄（栗），等等。

（5）书中相搏之"搏"字，在宋本《伤寒论》中为"搏"（tuān，抟），是。但为了保持原貌，不予改正。

（6）有争议处，以点校者的研究结果出注。如强几几之"强"读作 qiāng（强），不读 jiāng（僵），"几几"读作 jī jī（唧唧），不读 shū shū（舒舒），等。

（7）为保持原貌，书中的剂量单位不予变更，如半夏，有的地方是半斤，有的地方是半升。有的药名前后不一致，如牡丹皮，有的地方是丹皮，有的地方是牡丹皮。俱遵原邈不改。

（8）书中小字为原书之自注，点校者的注释内容标于脚注项下。注释中的"大成本"为民国二十五年上海大成书社铅印之《伤寒杂病论》，"宋本"为《伤寒论校注》（刘渡舟主编，人民卫生出版社 1991 年 6 月第 1 版），"元本金匮"为《金匮要略校注》（何任主编，人民卫生出版社 1990 年 8 月第 1 版），"白云阁本"为白云阁藏本《伤寒杂病论》。

（9）除障，只把不易理解的冷僻字词予以注解，标于脚注项下，如"太岁在玄黓涒滩孟陬之月"的"玄黓（yì）"为天干纪年的壬年，"涒（tūn）滩"为地支纪年的申年，"孟陬（zōu）之月"为农历正月，不作理论阐述。

（10）增加方剂索引（附一），以便检索。

（11）增加度量衡考据结果（附二）及特殊药物剂量实测结果（附三），以便于斟酌理解仲景方剂的剂量规律。

点校者于南阳市张仲景医院
2016 年 1 月 10 日

古本伤寒杂病论序

尝闻故族兄月秋言：伤寒论，济世之书也，宜读之。余以志不在医，虽留意未之钻研。辛未春，匪既平，流亡将复，而雨旸失序，寒燠不时。惧荒乱之后疾疫之贼吾民也。感求预防之策，得古本伤寒杂病论。盖刘崐湘先生之所藏也。先生得之异人，授于刘仲迈君，秘之枕中久矣，乃请于仲迈，出之。则全书十六卷，加于常本三之二。展而读之，亦得其解，如聘医顾问焉，然后叹为古今寿世奇书。转惜其出之之晚，且征故族兄月秋之言为足取耳，军政余暇，辄写数页，积久即竣，将付印，乃为之言，曰：伤寒论之为经，历两千年，注者甚众，从无所谓古本者，突出而余信之，非偶然也。其文古而隽，其义精而约，其法周而密，其用药立方，纯一而不杂，信非后人所能增减矣。且孔门心法，今有传人，道家秘籙①，今得正解。天将启万古之秘钥，以仁寿斯民也。是书之出，不亦宜乎。

民国二十一年壬申春月

醴陵 何键②芸樵 序

---

① 籙：箓之繁体字，即帝王自称受命于天的神秘图籍，指册子、簿子、簿籍。道家秘籙，道教的秘文。

② 何键：字芸樵（1887—1956），今湖南省醴陵市茶山岭乡人，民国时时任湖南省政府主席。1949年春迁居香港，次年到台湾，被聘为台湾当局"总统府"国策顾问，病逝于台北。

古本伤寒杂病论序

古本伤寒杂病论者,盖今之壁经①。而长沙之旧文也,同邑宗人崑湘先生,初受书于隐君子张老,以转授余,其后十余年,一日,崑湘示张老寄余书云:且来,约以时相见。因偕崑湘如期造谒,遂得受教于逆旅中。自是数年,时往来于洞庭湘水之间。请益析疑,章梳句栉②,寻波讨源,结辖③尽解。一日,忽将别去,涕泣请留,不得。殷勤付嘱,命诠次师传,汇崑湘昔所尊闻者,成《义疏》④以演论旨,曰:此真长沙旧文也! 道之将废,尘封至今。人能宏道,匪⑤道宏人,复为赠言之歌,曰:千岁以胥,我传子疏,圣作明述,吾友吾徒,遂不复见,呜呼! 其乘愿⑥之大士乎,其长沙之后身乎,斯道之不亡,亦云幸矣。崑湘年已垂老,每督余成书以传强学,余惧夫勤焉而力不至,且欲待既竭吾才,乃诵所闻以公诸世。今者醴陵何公,有意乎斯道之传,发愿创长沙国医学院,以成中兴绝学之业,复以政暇,手写论文,印行流布,嘱为导言释论例,以供海内明达研讨之助。余惟古圣立言,例随文见。论文十六卷,首脉法,以示诊要。次序例,明运气方宜,立伤寒传经正治之法。次则暑湿燥热温痉霍乱,各有专篇。次乃演六经本病坏病,以究病变。喻活法一贯之旨,终之以可与不可用,示医律。其书统百病之纲,详奇经之治。以平脉辨证,见病知源为宗,通其旨者,无不可举一法以概诸凡,散万殊而约于一,成国医诊断之学,以诏万世,尤以脉学最为详审。发轩

---

① 壁经:汉代于孔子宅壁中发现的藏书。代指宝贵的经典著作。

② 栉(zhì):梳理。

③ 结辖:用绳子编成的结;辖(sè),古代车厢旁用皮革编成的遮蔽物。结辖,将辖用绳子联结起来,比喻心情郁结不畅。

④ 《义疏》:刘瑞瀜所著《伤寒杂病论义疏》。

⑤ 匪:非。

⑥ 乘愿:佛教用语,帮助众生实现愿望,到达解脱的彼岸。

岐不传之奥,将欲稍释论例,以畅厥旨,非万言不足约其纲要,以汗青①之速也。爰为略述缘起,以纪壁经授受之由。世或以法言之象论语,太玄之拟周易为类。盍究夫医之为道,真理实效,即事可验。岂同谈天雕龙、坚白异同之说。可以意骋其辞哉,真伪之辨,好学深思之士,当自得之。

太岁在玄黓②涒滩③孟陬④之月

浏阳 刘瑞瀜⑤仲迈 序于 天潜阁

---

① 汗青:古时在竹简上记事,先以火烤青竹,使水分如汗渗出,便于书写,并免虫蛀。引申为著述、著述完成。

② 玄黓(xuán yì):天干纪年的壬年,称玄黓。

③ 涒滩(tūn tān):地支纪年的申年,称涒滩。

④ 孟陬(zōu):农历正月。

⑤ 刘瑞瀜:字仲迈,湖南浏阳人。毕业于北京大学生物系,以母病不起,乃从湘赣一带号称医之神者刘崐湘先生游,术宗仲景,尽得其传。1935年曾执教于南京中央国医馆国医研究班,讲授《伤寒论》。道德文章,望重一时,少时颖悟过人,誉满湘江。著作有《伤寒杂病论义疏》《温病诠真》《整理国医学之我见》。

古本伤寒杂病论序

　　余自少体弱多病，为父母所偏怜，读书从其意所好，不设程限，性喜汜①览，不以疲困自休，既弱冠，得岐黄扁张之书，尤笃好之，每苦其奇奥难通解，于人有诵及四圣之言者，无不就而问也。于书有涉及四圣之言者，无不求而观也。先母之丧，以求葬地，漫游江西，于山谷中遇一人曰张老，皓髯而丹颜，逌②然类有道者，即与倾谈，遂及医术，质以平生疑滞，应口疏通，余大骇服，张老亦深喜余精审善问，且曰：吾乐山林，不与人接久矣，家有古本《伤寒杂病论》，与世所传异，长沙旧文也，目前无可授者，今以授君，与君邂逅，亦前缘也。余谨受而读之，乃知今本讹脱错乱，注者纷纷数十家，而其理愈晦，亦何怪其然哉！余得此书钻研益勤，其于病也，犹执规矩以御方圆，不眩于心矣，而未尝辄以示人。人亦囿③于所习，自不省也。惟吾友刘君仲迈，一见而叹为千古奇书。仲迈才高而学博，独具卓识，如此，于是吾两人者，朝读而暮思，欲遂穷其底蕴，往往窒极而遂通，若有鬼神者为之助焉，积十余年，所发挥益多，余尝欲整次其语，以为此书之注，而年老不任伏案，乃以属仲迈，而仲迈尚未遑也。今省政府主席何公芸樵、民政厅长曹公伯闻，悯民命之夭扎，医学之不振，注之不以时成，乃先出此书印行焉，且以宋椠④林亿校本校之，标明其同异，庶览者一见而知古本之胜也。

民国二十一年壬申春月

浏阳刘世祯⑤崐湘甫序于六石山房

---

　　① 汜：同泛。

　　② 逌：同"悠"，悠闲自得。大成本为"岸"字。

　　③ 囿（yòu）：局限；拘泥。

　　④ 椠（qiàn）：书版、刻本、雕板、版本。古代削木为牍，未经书写的素牍称椠。

　　⑤ 刘世祯（1867—1943）：字崐湘。民国时湖南长沙名医，自幼勤奋好学，禀父志于医，初师事同邑蔺斗杓先生，曾游江西，得张姓老人授予家藏古本《伤寒杂病论》。与好友刘仲迈一起朝读而暮思，欲穷其奥旨，历经十余年著成《伤寒杂病论义疏》，另著《医理探源》。

古本伤寒杂病论序

余夙多病，经中西医治疗逾数年，无一验，且益困。后遇浏阳刘崑湘先生治之，病遂已。凡余亲友问得先生治疗者，靡不如是，余于是信先生益深。

先生平日服膺南阳张氏，而闻其议论曲畅旁通，似有得于文字之外者，余疑其有异闻久矣。戊辰之夏，相与避暑乎庐山时，余病初愈，心旷而神怡，先生乃示余古本《伤寒杂病论》，且历述此书所由得。余受而读之，信今之学者所未尝闻也，亟思取以付印，先生不可，曰：后世注伤寒论者，莫先于成无己，吾尚取而校之未竟，吾与邑人刘君仲迈于古本皆有诠释，属仲迈次第其语为注，亦未成也，且待之。

今年国中多故，湘南为甚，人民流徙，疫疠并作，省政府主席何公芸樵闻焉，谓此书之行不可复待，遂取而印之。此书现出，斯民者有瘳乎？余又思之，张氏守长沙，值大疫之流行，拯民命于垂绝，故我人世祀之，以寄其讴思。人之思之也深，则神之依之也久。所著之书，历两千年讹缺，盖亦数百年，而仅存其本卒归于此邦之人，又遇何公恤民之心，与古贤守契，合而民遇疾疫，此书因得以广其传焉，类神者为之，非偶然也。然则读此书者，何异亲炙医圣于一堂，端拜而请益也，不亦幸乎！

长沙曹伯闻[①]序

---

① 曹伯闻(1893—1971)，名政典，以字行。时任湖南省建设厅厅长、民政厅厅长，新中国成立后，历任湖南省人民委员会委员兼人民法院院长、政法委员会副主任，湖南省第一至三届政协副主席，民革中央委员、湖南省委主任委员。是第二、第三届全国人大代表，第二届全国政协委员。

伤寒杂病论序

论曰：余每览越人入虢之诊，望齐侯之色，未尝不慨然叹其才秀也。怪当今居世之士，曾不留神医药，精究方术，上以疗君亲之疾，下以救贫贱之厄，中以保身长全，以养其生，但竞逐荣势，企踵权豪，孜孜汲汲，惟名利是务，崇饰其末，忽弃其本，华其外，而悴其内，皮之不存，毛将安附焉。卒然遭邪风之气，婴非常之疾，患及祸至，而方震栗，降志屈节，钦望巫祝，告穷归天，束手受败，赍百年之寿命，持至贵之重器，委付凡医，恣其所措，咄嗟呜呼！厥身已毙，神明消灭，变为异物，幽潜重泉，徒为啼泣，痛夫！举世昏迷，莫能觉悟，不惜其命，若是轻生，彼何荣势之云哉！而进不能爱人知人，退不能爱身知己，遇灾值祸，身居厄地，蒙蒙昧昧，蠢若游魂。哀乎！趋世之士，驰竞浮华，不固根本，忘躯徇物，危若冰谷，至于是也。

余宗族素多，向余二百，建安纪年以来，犹未十稔，其死亡者，三分有二，伤寒十居其七。感往昔之沦丧，伤横夭之莫救，乃勤求古训，博采众方，撰用《素问》《九卷》《八十一难》《阴阳大论》《胎胪药录》，并平脉辨证，为《伤寒杂病论》，合十六卷，虽未能尽愈诸病，庶可以见病知源。若能寻余所集，思过半矣。

夫天布五行，以运万类，人禀五常，以有五脏。经络府俞，阴阳会通，玄冥幽微，变化难极。自非才高识妙，岂能探其理致哉！上古有神农、黄帝、岐伯、伯高、雷公、少俞、少师、仲文，中世有长桑、扁鹊，汉有公乘阳庆及仓公，下此以往，未之闻也。观今之医，不念思求经旨，以演其所知，各承家技，终始顺旧，省疾问病，务在口给。相对斯须，便处汤药，按寸不及尺，握手不及足，人迎跌阳，三部①不参，动数发息，不满五十，短期未知决诊，九候曾无仿佛，明堂阙庭，尽不见察，所谓窥管而已。夫欲视死别生，实为难矣。

孔子云：生而知之者上，学则亚之，多闻博识，知之次也。余宿尚方术，请事斯语。

汉长沙太守南阳张机

---

① 三部：指"人迎""寸口""跌阳脉"三部脉象。

凡例

浏阳刘瑞瀜仲迈校雠①

一、按古本伤寒杂病论十六卷，自晋大②医令王叔和搜采旧论遗文，时已散佚。今所刊行，为张传秘本十六卷，首尾完具，仍复旧观。兹沿写本旧名，曰古本《伤寒杂病论》。

二、世传伤寒论，以宋林亿校本为最古，故据林本为通行本，其余笺疏各家，擅有更变删削，益乱旧观，悉不引据。

三、凡古本经文全条为通行本所无者，注通行本佚四字于各条之下。

四、凡古本经文一句或一字，为通行本所无者，注通行本缺四字于各该字句之下，以清眉目。

五、凡古本经文，较通行本字句不同之处，以古本正通行本之误，所改之字曰订正，所加之字曰增，所减之字曰删。每篇之后，各总其数曰计订正若干字，增若干字，删若干字。一卷有数篇者，更综计全卷各篇之数，附于卷尾。

六、有全条字句古本为通行本所错乱者，随字句注明外，并低格录通行本条文于后，以便对勘。

---

① 雠(chóu)：校对文字。
② 大：太之古字。

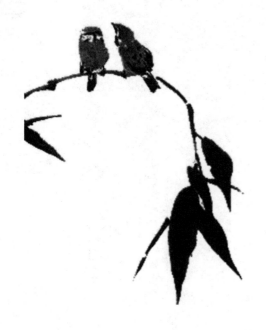

伤寒杂病论卷第一

汉　长沙太守南阳张机仲景述

平脉法第一

问曰:脉何以知气血脏腑之诊也?师曰:脉乃气血先见。气血有盛衰,脏腑有偏盛,气血俱盛,脉阴阳俱盛;气血俱衰,脉阴阳俱衰。气独盛者则脉强,血独盛者则脉滑;气偏衰者则脉微,血偏衰者则脉濇;气血和者则脉缓,气血平者则脉平,气血乱者则脉乱,气血脱者则脉绝。阳迫气血则脉数,阴阻气血则脉迟。若感于邪,气血扰动,脉随变化,变化无穷,气血使之;病变百端,本原别之。欲知病源,当平脉变;欲知病变,先揣其本。本之不齐,在人体躬。相体以诊,病无遁情(通行本佚)。

问曰:脉有三部,阴阳相乘^①,荣卫血气,在人体躬,呼吸出入,上下于中。因息游布,津液流通。随时动作,效象形容。春弦秋浮,冬沉夏洪。察色观脉,大小不同。一时之间,变无经常^②。尺寸参差,或短或长,上下乖^③错,或存或亡。病辄改易,进退低昂。心迷意惑,动失纪纲。原为具陈,令得分明。师曰:子之所问,道之根源。脉有三部,尺寸及关。荣卫流行,不失衡铨。肾沉心洪,肺浮肝弦,此自经常,不失铢分。出入升降,漏刻^④周旋,水下百刻,一周循环。当复寸口,虚实见焉。变化相乘,阴阳相干。风则浮虚,寒则牢坚。沉潜水畜^⑤,支饮急弦,动则为痛,数则热烦。设有不应,知变所缘。三部不同,病各异端。大过可怪,不及亦然。邪不空见,中必有奸。审查表里,三焦别焉。知其所舍,消息诊看。料度腑脏,独见若神。为子条记,传于贤人。

师曰:平脉大法,脉分三部。浮部分经,以候皮肤经络之气;沉部分经,以候五脏之气;中部分经,以候六腑之气(通行本佚)。

师曰:脉分寸关尺,寸脉分经以候阳,阳者气之统也;尺脉分经以候阴,阴者血之注也,故曰阴阳。关上阴阳交界,应气血升降,分经以候中州之气(通行本佚)。

问曰:经说脉有三菽六菽重者,何谓也?师曰:脉,人以指按之,如三菽之重者,肺气也;如六菽之重者,心气也;如九菽之重者,脾气也;如十二菽之重者,肝气也;按之至骨者,肾气也。假令下利,寸口关上尺中,悉不见脉,然尺中时一小

---

①　乘:利用。

②　经常:"经""常"同义,规律。

③　乖:违背,不协调。

④　漏刻:古代的计时工具,有一级或多级泄水型漏壶和一个受水型漏壶,受水型漏壶中插有一根箭杆,箭杆上刻有100个等距的刻度。箭杆一昼夜上浮100刻。

⑤　畜:当为"蓄",水蓄为水液停聚。

见,脉再举头者,肾气也。若见损至脉来(通行本误作"损脉来至")为难治。

问曰:东方肝脉,其形何似? 师曰:肝者木也,名厥阴。其脉微弦,濡弱而长,是肝脉也。肝病自得濡弱者也。假令得纯弦脉者死,何以知之,以其脉如弦直,此是肝脏伤,故知死也。

南方心脉,其形何似? 师曰:心者火也,名少阴。其脉洪大而长,是心脉也。心病自得洪大者愈也。假令脉来微去大,故名反,病在里也;脉来头小本大,故曰复,病在表也。上微头小者则汗出,下微本大者则为关格不通,不得尿;头无汗者可治,有汗者死。

西方肺脉,其形何似? 师曰:肺者金也,名太阴,其脉气浮也。肺病自得此脉。若得缓迟者皆愈,若得数者则剧。何以知之,数者南方火,火克西方金,法当痈肿,为难治也。

北方肾脉,其形何似? 师曰:肾者水也,其脉沉而石。肾病自得此脉者愈,若得实大者则剧。何以知之,实大者,长夏土王,土克北方水,水脏立涸也(通行本佚)。

师曰:人迎脉①大,趺阳脉②小,其常也。假令人迎趺阳平等为逆,人迎负趺阳,为大逆,所以然者,胃气上升,动在人迎,胃气下降,动在趺阳,上升力强,故曰大;下降力弱,故曰小,反此为逆,大逆则死(通行本佚)。

师曰:六气所伤,各有法度,舍有专属,病有先后。风中于前,寒中于背;湿伤于下,雾伤于上,雾客皮腠,湿流关节;极寒伤经,极热伤络;风令脉浮,寒令脉紧,又令脉急;暑则浮虚,湿则濡塞,燥短以促,火燥而数。风寒所中,先客太阳,暑气炎热,肺金则伤;湿生长夏,病入脾胃;燥气先伤,大肠合肺。壮火食气,病生于内,心与小肠,先受其害,六气合化,表里相传,脏气偏胜,或移或干,病之变证,难以殚论,能合色脉,可以万全(通行本佚)。

问曰:上工望而知之,中工问而知之,下工脉而知之,愿闻其说。(通行本错简在病家人来请条)师曰:夫色合脉,色主形外,脉主应内,其色露脏,亦有内外,察色之妙,明堂阙庭。察色之法,大指推之。察明堂,推而下之,察阙庭,推而上之。五色应五脏,如肝色青,脾色黄,肺色白,心色赤,肾色黑,显然易晓。色之生死,在思用精,心迷意惑,难于为言(通行本佚)。

色青者,病在肝与胆。假令身色青,明堂色微赤者生;白者死;黄白者,半死半生也(通行本佚)。

色赤者,病在心与小肠。假令身色赤,明堂微黄者生;黑着死;黄黑者半死半生也(通行本佚)。

色黄者,病在脾与胃。假令身色黄,明堂微白者生;青者死;黄青者半死半生也(通行本佚)。

色白者,病在肺与大肠。假令身色白,明堂色微黑者生;赤者死;黄赤者,半死半生也(通行本佚)。

---

① 人迎脉:古时诊脉部位之一,位于喉结两旁人迎穴处,即颈总动脉搏动处。
② 趺阳脉:古时诊脉部位之一,位于足背大趾、次趾间上行5寸的凹陷处,即冲阳穴,又称冲阳脉,为足背胫前动脉搏动处。

色黑者,病在肾与膀胱。假令身色黑,明堂微青者生;黄者死;黄赤者,半死半生也(通行本佚)。

阙庭脉色青而沉细,推之不移者,病在肝;青而浮大,推之随转者,病在胆(通行本佚)。

阙庭脉色赤而沉细,推之参差不齐者,病在心;赤而横戈,推之愈赤者,病在小肠(通行本佚)。

阙庭脉色黄,推之如水停留者,病在脾;如水急流者,病在胃(通行本佚)。

阙庭脉色青白,推之久不还者,病在肺;推之即至者,病在大肠(通行本佚)。

阙庭脉色青黑,直下睛明,推之不变者,病在肾;推之即至者,病在膀胱(通行本佚)。

明堂阙庭色不见,推之色青紫者,病在中焦,有积;推之明如水者,病在上焦,有饮;推之黑赤参差者,病在下焦,有寒热(通行本佚)。

色有内外,何以别之? 一望而知者,谓之外;在明堂阙庭,推而见之者,谓之内(通行本佚)。

病暴至者,先形于色,不见于脉;病久发者,先见于脉,不形于色;病入脏无余证者,见于脉,不形于色;病痼疾者,见于脉不形于色也(通行本佚)。

色有生死,何谓也? 假令色黄如蟹腹者生,如枳实者死;有气则生,无气则死,余色仿此(通行本佚)。

师曰:人秉五常有五脏,五脏发五声,宫、商、角、徵、羽是也。五声在人各具一体,假令人本声角,变商声者,为金克木,至秋当死;变宫、徵、羽皆病,以本声不可变故也(通行本佚)。

人本声商,变徵声者,为火克金,至夏当死,变宫、角、羽皆病(通行本佚)。

人本声徵,变羽声者,为水克火,至冬当死,变角、宫、商皆病(通行本佚)。

人本声羽,变宫声者,为土克水①,至长夏当死,变角、商、徵皆病(通行本佚)。

以上所言,皆人不病而声先变者。初变可治,变成难瘳。闻声之妙,差在毫厘,本不易晓,若病至发声,则易知也(通行本佚)。

师持脉,病人欠者,无病也;脉之呻者,病也。言迟者,风也;摇头言者,里痛也;行迟者,表强也;坐而伏者,短气也;坐而下一脚者,腰痛也;里实护腹如怀卵物者,心痛也。

病人长叹,声出高入卑者,病在上焦;出卑入高者,病在下焦;出入急促者,病在中焦。有痛处,声唧唧而叹者,身体疼痛。问之不欲语,语先泪下者,必有忧郁;问之不语,泪下不止者,必有隐衷;问之不语,数问之而微笑者,必有隐疾(通行本佚)。

实则谵语②,虚则郑声③。假令言出声卑者,为气虚;言出声高者,为气实;欲言手按胸中者,胸中满痛;欲言手按腹者,腹中满痛;欲言声不出者,咽中肿痛(通行本佚)。

---

① 水:原文缺,据宋本补。
② 谵语:神志不清,声高气粗,语无伦次,胡言乱语的表现。
③ 郑声:神志不清,语言重复,语声低弱,若断若续的表现。

师曰：脉病人不病，名曰行尸，以无王气，卒眩仆不识人者，短命则死。人病脉不病，名曰内虚，以少（通行本误作无）谷神，虽困无苦。

师曰：脉，肥人责浮，瘦人责沉。肥人当沉，今反浮，瘦人当浮，今反沉，故责之。

师曰：呼吸者，脉之头也。初持脉，来疾去迟，此出疾入迟，名曰内虚外实也。初持脉来迟去疾，此出迟入疾，名曰内实外虚也。

寸口卫气盛，名曰高；荣气盛，名曰章；高章相搏①，名曰纲。卫气弱，名曰惵；荣气弱，名曰卑；惵卑相搏，名曰损。卫气和，名曰缓；荣气和，名曰迟；缓迟相搏，名曰沉。

阳脉浮大而濡，阴脉浮大而濡，阴脉与阳脉同等着，名曰缓也。

问曰：二月得毛浮脉，何以处言至秋当死？师曰：二月之时，脉当濡弱，反得毛浮者，故知至秋死。二月肝用事，肝属木，脉应濡弱，反得毛浮脉者，是肺脉也，肺属金，金来克木，故知至秋死。他皆仿此。

师曰：立夏得洪大脉，是其本位，其人病身体苦疼重者，须发其汗；若明日身不痛不重者，不须发汗。若汗濈濈②自出者，明日便解矣，何以言之？立夏脉洪大，是其时脉，故使然也。四时仿此。

问曰：凡病欲知何时得何时愈？答曰：假令夜半得病者，明日日中愈；日中得病者，夜半愈。何以言之？日中得病，夜半愈者，以阳得阴则解也；夜半得病，明日日中愈者，以阴得阳则解也。

问曰：脉病欲知愈未愈者，何以别之？答曰：寸口关上尺中三处，大小、浮沉、迟数同等，虽有寒热不解者，此脉阴阳为和平，虽剧当愈。

师曰：寸脉下不至关，为阳绝；尺脉上不至关，为阴绝，此皆不治，决死也。若计其余命生死之期，期以月节克之也。

脉，浮者在前，其病在表；浮者在后，其病在里。假令濡而上鱼者，宗气泄也；孤而下尺中者，精不藏也。若乍高乍卑，乍升乍坠，为难治（通行本佚）。

寸口脉缓而迟，缓则阳气长③，其色④鲜，其颜⑤光，其声商，毛发长；迟则阴气盛，骨髓生，血满，肌肉紧薄鲜硬。阴阳相抱，荣卫俱行，刚柔相得，名曰强也。

寸口脉，浮为在表，沉为在里，数为在腑，迟为在脏。假令脉迟，此为在脏也。

寸口脉浮（通行本误多而字）紧，浮则为风，紧则为寒，风则伤卫，寒则伤荣。荣卫俱病，骨节烦疼，当发其汗也。

脉浮而数，浮为风，数为虚；风为热，虚为寒，风虚相搏，则洒淅恶寒也。

问曰：病有洒淅恶寒，而复发热者何？答曰：阴脉不足，阳往从之；阳脉不足，阴往乘之。曰：何谓阳不足？答曰：假令寸口脉微，名曰阳不足，阴气上入阳

---

① 相搏：当为相搏（抟）。下同。见宋本。

② 濈（jí）：迅速貌。汗濈濈自出：一阵接着一阵，不间断的汗出如雨。"濈与湒同"（《集韵》），"湒，雨下也"（《说文》）。

③ 长：生长。

④ 色：《说文》"颜气也"。

⑤ 颜：《说文》"眉之间也"。

中,则洒淅恶寒也。曰:何谓阴不足?答曰:尺脉弱,名曰阴不足,阳气下陷入阴中,则发热也(通行本误入阳脉浮三字)。阴脉弱者,则血虚,血虚则筋急也。其脉濇(通行本误作沉)者,荣气微也,其脉浮而汗出如流珠者,卫气衰也。荣气微者,加烧针则血流①不行,更发热而躁烦也。

寸口脉阴阳俱紧者,法当清邪中于上焦,浊邪中于下焦。清邪中上,名曰洁也;浊邪中下,名曰浑也。阴中于邪,必内栗也。表气微虚,里气不守,故使邪中于阴也。阳中于邪,必发热头痛,项强颈挛,腰痛胫酸,所为阳中雾露之气,故曰清邪中上,浊邪中下。阴气为栗,足膝逆冷,便溺妄出。表气微虚,里气微急,三焦相溷②,内外不通。上焦怫郁,脏气相熏,口烂食龂也。中焦不治,胃气上冲,脾气不转,胃中为浊,荣卫不通,血凝不流。若卫气前通者,小便赤黄,与热相搏,因热作使,游于经络,出入脏腑,热气所过,则为痈脓。若阴气前通者,阳气厥微,阴无所使,客气内入,嚏而出之,声嗢咽塞,寒厥相追,为热所拥,血凝自下,状如豚肝。阴阳俱厥,脾气弧弱,五液注下,下焦不阖,清便下重,令便数难,齐筑湫痛③,命将难全。

脉阴阳俱紧者,口中气出,唇口干燥,蜷卧足冷,鼻中涕出,舌上胎滑,勿妄治也。到七日以来,其人微发热,手足温者,此为欲解;或到八日以上,反大发热者,此为难治。设使恶寒者,必欲呕也;腹内痛者,必欲利也。

脉阴阳俱紧,至于吐利,其脉独不解,紧去人(通行本误作入)安,此为欲解。若脉迟至六七日,不欲食,此为晚发,水停故也,为未解;食自可者,为欲解。

脉浮而大,心下反硬,有热,属脏者,攻之不令发汗。属腑者,不令溲数。溲数则大便硬,汗多则热甚(通行本误作愈),溲数(通行本误作汗少)则便难,脉迟尚未可攻。

问曰:病有战而汗出,因得解者,何也?答曰:脉浮而紧,按之反芤,此为本虚,故当战而汗出也。其人本虚,是以发战,以脉浮,故当汗出而解也。若脉浮而数,按之不芤,此人本不虚;若欲自解,但汗出耳,不发战也。

问曰:病有不战而汗出解者,何也?答曰:脉大而浮数,故知不战汗出而解也。

问曰:病有不战不汗出而解者,何也?答曰:其脉自微,此以曾发汗,若吐、若下、若亡血,以内无津液,此阴阳自和,必自愈,故不战不汗出而解也。

问曰:伤寒三日,脉浮数而微,病人身凉和者,何也?答曰:此为欲解也,解以夜半。脉浮而解者,濈然汗出也;脉数而解者,必能食也;脉微而解者,必大汗出也。

脉浮而迟,面热赤而战惕者,六七日当汗出而解。反发热者差迟④,迟为无阳,不能作汗,其身必痒也。

病六七日,手足三部脉皆至,大烦而口噤不能言,其人躁扰者,未(通行本误

---

① 流:宋本作"留";白云阁本作"溜"。

② 溷(hùn):溷浊,同"混浊"。

③ 齐筑湫痛:"齐"通"脐";"筑",筑也,捣也;"湫"(qiū),凉也。寒气壅聚而致脐腹冷痛如杵捣之状。

④ 差:"差"通"瘥"。差迟:病愈的时间延迟。

作必）欲解也。若脉和，其人不（通行本误作大）烦，目重睑内际黄者，此欲解也（按本条通行本旧误接于脉阴阳俱紧至于吐利条下为一条）。

师曰：伏气之病，以意候之，今月之内，欲知（通行本误作有）伏气。假令旧有伏气，当须脉之，若脉微弱者，当喉中痛似伤，非喉痹也。病人云：实咽中痛，虽尔，今复欲下利。

师曰：病家人请云，病人苦发热、身体疼，病人自卧。师到，诊其脉，沉而迟者，知其差也。何以知之？若表有病者，脉当浮大，今脉反沉迟，故知愈也。假令病人云腹内卒痛，病人自坐，师到脉之，浮而大者，知其差也，何以知之？若里有病者，脉当沉而细。今脉大，故知愈也。

师曰：病家人来请云，病人发热、烦极。明日师到，病人向壁卧，此热已去也。设令脉不和，处言已愈。设令向壁卧，闻师到，不惊起而盼视，若三言三止，脉之咽唾者，此诈病也。设令脉自和，处言此病大重，当须服吐下药，针灸数十百处乃愈。

问曰：脉有灾怪，何谓也？师曰：假令人病，脉得太阳，与形证相应，因为作汤，比还送汤如食顷，病人乃大吐，若下利，腹中痛。师曰：我前来不见此证，今乃变异，是名灾怪。又问曰：何缘作此吐利？答曰：或有旧时服药，今乃发作，故为灾怪耳。

按：本卷较通行本增三十条，共一千五百四十九字，订正十一字，删四字。

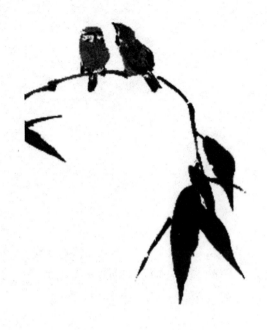

伤寒杂病论卷第二

汉　长沙太守南阳张机仲景述

平脉法第二

问曰：脉有阴阳，何谓也？答曰：凡脉大、浮、数、动、滑，此名阳也；脉沉、濇、迟（通行本误作弱）、弦、微，此名阴也。凡阴病见阳脉者生，阳病见阴脉者死。

阴阳相搏，名曰动。阳动则汗出，阴动则发热。形冷恶寒者，此三焦伤也。若数脉见于关上，上下无头尾，如豆大，厥厥动摇者，名曰动也。

脉来缓，时一止复来者，名曰结。脉来数，时一止复来者，名曰促。脉，阳盛则促，阴盛则结，此皆病脉。又脉来动而中止，更来小数，中有还者反动，名曰结，阴也。脉来动而中止，不能自还，因而复动者，名曰代，阴也。得此脉者，必难治（按：自又脉来动而中止至必难治一段，通行本错简在卷四太阳篇下）。

脉阴阳俱促，当病血，为实；阴阳俱结，当亡血，为虚。假令促上寸口者，当吐血，或衄；下尺中者，当下血。若乍促乍结，为难治（通行本佚）。

脉数者，久数不止，止则邪结，正气不能复，正气却结于脏，故邪气浮之与皮毛相得。脉数者，不可下，下之必烦利不止（通行本误列在可与不可篇）。

问曰：脉有阳结阴结者，何以别之？答曰：其脉浮而数，能食不大便者，此为实，名曰阳结也，期十七日当剧。其脉沉而迟，不能食，身体重，大便反硬，名曰阴结也。期十四日当剧。

脉蔼蔼①如车盖者，名曰阳结也。

脉累累②如循长竿者，名曰阴结也。

脉瞥瞥③如羹上肥者，阳气微也。

脉萦萦④如蜘蛛丝者，阴（通行本误作阳）气衰也。

脉绵绵⑤如泻漆之绝者，亡其血也。

问曰：脉有残贼，何谓也？师曰：脉有弦、紧、浮、滑、沉、濇，此六脉名曰残贼，能为诸脉作病也。

问曰：脉有相乘，有纵有横，有逆有顺，何谓也？师曰：水行乘火，金行乘木，名曰纵；火行乘水，木行乘金，名曰横；水行乘金，火行乘木，名曰逆；金行乘水，木行乘火，名曰顺也。

---

① 蔼蔼(ǎi)：盛大貌。

② 累累：强直而连连不断貌。

③ 瞥瞥(piē)：一闪而过。

④ 萦萦：纤细貌。

⑤ 绵绵：连绵柔软貌。

问曰:濡弱何以反适十一头①? 师曰:五脏六腑相乘故令十一。

脉阴阳俱弦,无寒热,为病饮。在浮部,饮在皮肤;在中部,饮在经络;在沉部,饮在肌肉。若寸口弦,饮在上焦;关上弦,饮在中焦;尺中弦,饮在下焦(通行本佚)。

脉弦(通行本误作浮)而紧者,名曰革(通行本误作弦)也。弦者状如弓弦,按之不移也;脉紧者,如转索无常也。

脉弦而大,弦则为减,大则为芤,减则为寒②,芤则为虚,寒虚相搏,此名为革。妇人则半产漏下,男子则亡血失精(师自注曰此言致革之由)。

问曰:曾为人所难,紧脉从何而来? 师曰:假令亡汗若吐,以肺里寒,故令脉紧也;假令咳者,坐③饮冷水,故令脉紧也。假令下利,以胃虚冷,故令脉紧也。

寸口脉浮而紧(通行本紧误作大,而字属下句),医反下之,此为大逆。浮则无血,紧(通行本误作大)则为寒,寒气相搏④,则为肠鸣。医乃不知,而反饮冷水,令汗不(通行本误作大)出,水得寒气,冷必相搏,其人即𩜃⑤。

趺阳脉紧而浮,浮为气,紧为寒。浮为腹满,紧为绞痛。浮紧相搏,肠鸣而转,转即气动,膈气乃下。少阴脉不出,其阴肿大而虚也。

趺阳脉微而紧,紧则为寒,微则为虚,微紧相搏,则为短气。

寸口脉微,尺脉紧,其人虚损多汗,知阴常在,绝不见阳也。

趺阳脉大而紧者,当即下利,为难治。

脉浮而大,浮为风虚,大为气强,风气相搏,必成瘾疹,身体为痒。痒者名泄风,久久为痂癞。

趺阳脉浮,浮则为虚,浮虚相搏,故令气𩜃。言胃气虚竭也。此为医咎,责虚取实,守空迫血。脉滑则为哕⑥(通行本误在此为医咎句下)。脉浮鼻中燥者,必衄也。

趺阳脉迟而缓,胃气如经⑦也。趺阳脉浮而数,浮则伤胃,数则动脾,此非本病,医特下之所为也。荣卫内陷,其数先微,脉反但浮,其人必大便硬,气噫不(通行本误作而)除。何以言之? 本以数脉动脾,其数先微,故知脾气不治,大便硬,气噫不(通行本误作而)除。令(通行本误作今)脉反浮,其数改微,邪气独留,心中则饥,邪热不杀谷,潮热发渴,数脉当迟缓(通行本误入"脉因前后度数如法"八字),病者则饥。数脉不时,则生恶疮也(师自注云:趺阳脉迟缓,为无病,误下之令脉转浮数,元气伤,必浮数改微)。

趺阳脉浮而濇,少阴脉如经也,其病在脾,法当下利。何以知之? 若脉浮大者,气实血虚也。今趺阳脉浮而濇,故知脾气不足,胃气虚也。以少阴脉弦而沉

---

① 濡弱:和缓之胃脉。反适:反而适合。十一头:十一种,此指五脏六腑之脉象。

② 弦则为减,……减则为寒:"减"为"紧"之假借。上条曰"脉弦而紧者,名曰革。"

③ 坐:因也。唐代杜牧《山行》"远上寒山石径斜,白云生处有人家。停车坐爱枫林晚,霜叶红于二月花"。

④ 搏:宋本为搏(抟),余同此。

⑤ 𩜃:音义同噎。

⑥ 哕:南阳方言"哕"为干呕、恶心,解作呃逆则误。

⑦ 如经:如常。

（通行本误作浮）才见，此为调脉，故称如经也。若反滑而数者，故知当屎脓也。

跌阳脉浮而芤，浮者卫气虚，芤者荣气伤，其身体瘦，肌肉甲错，浮芤相搏，宗气衰微，四属断绝（师自注云：举之浮毛，按之全无，谓之浮芤相搏）。

脉浮而大，浮为气实，大为血虚。血虚为无阴，孤阳独下阴部者，小便当赤而难，胞中当虚，今反小便利而大汗出，法应卫家当微，今反更实，津液四射，荣竭血尽干，烦而不眠，血薄肉消，而成暴（一云黑）液。医复以毒药攻其胃，此为重虚，客阳去有期，必下如汗泥而死（通行本误列在可与不可篇）。

寸口脉浮而大，浮为虚，大为实。在尺为关，在寸为格。关则不得小便，格则吐逆。

问曰：翕奄沉，名曰滑，何谓也？师曰：沉为纯阴，翕为正阳，阴阳和合，故令脉滑，关尺自平。

阳明脉①微沉，食饮自可。少阴脉微滑，滑者紧之浮名也，此为阴实，其人必股内汗出，阴下湿也（通行本与上条连为一条）。

脉浮而滑，浮为阳，滑为实，阳实相搏，其脉数疾，卫气失度，浮滑之脉，数疾发热汗出者，此为不治。

跌阳脉滑而紧，滑者胃气实，紧者脾气强。持实击强，痛还自伤，以手把刃，坐作疮也。

跌阳脉沉而数，沉为实，数消谷。紧者，病难治。

跌阳脉伏而濇，伏则吐逆，水谷不化；濇则食不得入，名曰关格。

师曰：病人脉微而濇者，此为医所病也。大发其汗，又数大下之，其人亡血，病当恶寒，后乃发热无休止时。夏月盛热，欲著复衣，冬月盛寒，欲裸其身，所以然者，阳微则恶寒，阴弱则发热，此医发其汗，使阳气微，又大下之，令阴气弱。五月之时，阳气在表，胃中虚冷，以阳气内微，不能胜冷，故欲著复衣；十一月之时，阳气在里，胃中烦热，以阴气内弱，不能胜热，故欲裸其身。又阴脉迟濇，故知血亡也。

寸口脉微而濇，微者卫气不行，濇者荣气不逮。荣卫不能相将，三焦无所仰，身体痹不仁。荣气不足，则烦疼口难言；卫气虚者，则恶寒数欠。三焦不归其部，上焦不归者，噫而酢吞②；中焦不归者，不能消谷引食；下焦不归者，则遗溲。

寸口脉微而濇，微者卫气衰，濇者荣气不足。卫气衰，面色黄；荣气不足，面色青。荣为根，卫为叶。荣卫俱微，则根叶枯槁，而寒慄咳逆，唾腥吐涎沫也。

少阴脉③弱而濇，弱者微烦，濇者厥逆。

寸口脉微而缓，微者卫气疏，疏则其肤空；缓者胃气实，实则谷消而水化也。谷入于胃，脉道乃行，水入于经，其血乃成。荣盛则其肤必疏，三焦失（通行本误作绝）经，名曰血崩。

寸口脉弱而缓，弱者阳气不足，缓者胃气有余。噫而吞酸，食卒不下，气填

---

① 阳明脉：手阳明大肠经脉在合谷穴，足阳明胃经脉在鼻孔下两旁的巨髎穴。

② 酢吞：吞酸，酢（cù），醋也，酸味、腐败。

③ 少阴脉：手少阴心经脉位于神门穴，足少阴肾经脉位于内踝后方的太溪穴。

于膈上也。

寸口脉弱而迟，弱者卫气微，迟者荣中寒。荣为血，血寒则发热；卫为气，气微者心内饥，饥而虚满，不能食也。

脉弱而涩，尺中浮大，无外证者，为病属内伤（通行本佚）。

脉弱而涩，尺中濡弱者，男子病失精，女子病赤白带下（通行本佚）。

脉洪数，按之弦急者，当发瘾疹。假令脉浮数，按之反平者，为外毒，宜清之，脉数大，按之弦直者，为内毒，宜升之，令其外出也，误攻则内陷，内陷则死（通行本佚）。

脉洪数，按之急滑者，当发痈脓。发热者暴出，无热者，久久必至也（通行本佚）。

脉浮滑，按之弦急者，当发内痈，咳嗽胸中痛，为肺痈。当吐脓血，腹中掣痛，为肠痈，当便脓血（通行本佚）。

脉大而涩，时一弦，无寒热，此为漫淫疮所致也。若加细数者，为难治（通行本佚）。

妊娠脉弦数而细，少腹痛，手心热，此为热结胞中，不先其时治之，必有产难（通行本佚）。

产后脉洪数，按之弦急，此为浊未下。若浊已下而脉如故者，此为魂脱，为难治（通行本佚）。

诸脉浮数，当发热而洒淅恶寒。若有痛处，饮食如常者，蓄积有脓也。

问曰：人恐怖者，其脉何状？师曰：脉形如循丝累累然，其面白脱色也。

问曰：人不饮，其脉何类？师曰：脉自涩，唇口干燥也。

问曰：人愧者，其脉何类？师曰：脉浮，而面色乍白乍赤。

寸口诸微亡阳，诸濡亡血，诸弱发热，诸紧为寒。诸乘寒者，则为厥，郁冒不仁，以胃无谷气，脾涩不通，口急不能言，战而慄也。

发热则脉躁，恶寒则脉静，脉随证转者，为病疟（通行本佚）。

伤寒，咳逆上气，其脉散者死，谓其形损故也。

趺阳脉不出，脾不上下，身冷肤硬。

少阴脉不至，肾气微，少精血，奔气促迫，上入胸膈，宗气反聚，血结心下，阳气退下，热归阴股，与阴相动，令身不仁，此为尸厥。当刺期门、巨阙。

师曰：脉乍大乍小，乍静乍乱，见人惊恐者为祟，发于胆气竭故也（通行本佚）。

师曰：人脉皆无病，暴发重病不省人事者，为厉鬼。治之以祝由，能言者可治，不言者死（通行本佚）。

脉浮而洪，身汗如油，喘而不休，水浆不下，形体不仁，乍静乍乱，此为命绝也。又未知何脏先受其灾？若汗出发润，喘不休者，此为肺先绝也。阳反独留，形体如烟熏，直视摇头者，此为心绝也。唇吻反青，四肢掣（通行本误作漐）习者，此为肝绝也。环口黧黑，油（通行本误作柔）汗发黄者，此为脾绝也。溲便遗失，狂言目反直视者，此为肾绝也。又未知何脏阴阳前绝？若阳气前绝，阴气后竭者，其人死，身色必青；阴气前绝，阳气后竭者，其人死，身色必赤，腋下温，心下热也。

奇经八脉,不系十二经,别有自行道路,其为病总于阴阳,其治法属十二经。假令督脉为病,脊背强,隐隐痛,脉当微浮而急,按之涩,治属太阳(通行本佚)。

任脉为病,其内结,病疝瘕,脉当沉而结,治属太阴(通行本佚)。

冲脉为病,气上逆而里急,脉当浮虚而数,治属太阴(通行本佚)。

带脉为病,苦腹满,腰间冷痛,脉当沉而细,治属少阴(通行本佚)。

阳跷为病,中于侧,气行于外,脉当弦急。按之缓,治属少阳(通行本佚)。

阴跷为病,中于侧,气行于内,脉当浮缓,按之微急而弦,治属厥阴(通行本佚)。

阳维与诸阳会,其为病在脉外,发寒热,脉当浮而虚,治属气分(通行本佚)。

阴维与诸阴交,其为病在脉中,心中痛,手心热,脉当弦而涩,治属血分(通行本佚)。

阳维维于阳,阴维维于阴,为气血之别使,不拘一经也(通行本佚)。

奇经八脉之为病,由各经受邪,久久移传,或劳伤所致,非暴发也(通行本佚)。

问曰:八脉内伤,何以别之(通行本佚)?

师曰:督脉伤,柔柔不欲伸,不能久立,立则隐隐而胀。任脉伤,小便多,其色白浊。冲脉伤,时咳不休,有声无物,劳则气喘。带脉伤,回身一周冷。阳跷伤则身左不仁,阴跷伤则身右不仁。阳维伤则畏寒甚,皮常湿,阴维伤则畏热甚,皮常枯(通行本佚)。

问曰:八脉内伤,其脉何似(通行本佚)?

师曰:督脉伤,尺脉大而涩。任脉伤,关脉大而涩。冲脉伤,寸脉短而涩、带脉伤,脉沉迟而结。阳跷伤,脉时大时弦。阴跷伤,脉时细时弦。阳维伤,脉时缓时弦。阴维伤,脉时紧时涩(通行本佚)。

问曰:其治奈何(通行本佚)?

师曰:督脉伤,当补髓。任脉伤,当补精。冲脉伤,当补气。带脉伤,当补肾。阳跷伤则益胆,阴跷伤则补肝。阳维伤则调卫,阴维伤则养荣(通行本佚)。

问曰:处方奈何(通行本佚)?

师曰:相体虚实,察病轻重,采取方法,权衡用之(通行本佚)。

按:本卷较通行本增三十二条,共九百六十一字,订正十九字,删八字。

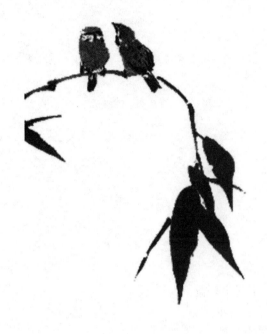

伤寒杂病论卷第三

汉　长沙太守南阳张机仲景述

伤寒例第三

四时八节二十四气七十二候决病法
立春正月节斗①指艮　雨水正月中指寅
惊蛰二月节指甲　春秋二月中指卯
清明三月节指乙　谷雨三月中指辰
立夏四月节指巽　小满四月中指巳
芒种五月节指丙　夏至五月中指午
小暑六月节指丁　大暑六月中指未
立秋七月节指坤　处暑七月中指申
白露八月节指庚　秋分八月中指酉
寒露九月节指辛　霜降九月中指戌
立冬十月节指乾　小雪十月中指亥
大雪十一月节指壬　冬至十一月中指子
小寒十二月节指癸　大寒十二月中指丑

二十四气，节有十二，中气有十二，五日为一候。气亦同，合有七十二候，决病生死，此须洞解之也。

阴阳大论云：春气温和，夏气暑热，秋气清凉，冬气冰冽，此则四时正气之序也。冬时严寒，万类深藏，君子固密，则不伤于寒。触冒之者，乃名伤寒耳。其伤于四时之气，皆能为病。以伤寒为毒者，以其最成杀厉之气也。中而即病者，名曰伤寒；不即病者，寒毒藏于肌肤，至春变为温病，至夏变为暑病。暑病者，热极重于温也。是以辛苦之人，春夏多温热病者，皆由冬时触寒所致，非时行之气也。凡时行者，春时应暖而反大寒；夏时应热而反大凉；秋时应凉而反大热；冬时应寒而反大温，此非其时而有其气。是以一岁之中，长幼之病多相似者，此则时行之气也。夫欲候知四时正气为病及时行疫气之法，皆当按斗历占之。

九月霜降节后宜渐寒，向冬大寒，至正月雨水节后宜解也。所以谓之雨水者，以冰雪解而为雨水故也。至惊蛰二月节后，气渐和暖，向夏大热，至秋便凉。从霜降以后，至春分以前，凡有触冒霜露，体中寒即病者，谓之伤寒也。九月十月，寒气尚微，为病则轻；十一月十二月，寒冽已严，为病则重；正月二月，寒渐将解，为病亦轻。此以冬时不调，适有伤寒之人，即为病也。

其冬有非节之暖者，名为冬温。冬温之毒，与伤寒大异，冬温复有先后，更

---

① 斗：斗历，根据北斗七星斗柄所指方位的变化，来确定季节和节气的一种方法。

相重沓，亦有轻重，为治不同，证如后章。

从立春节后，其中无暴大寒，又不冰雪；而有人壮热为病者，此属春时阳气，发于冬时伏寒，变为温病。

从春分以后，至秋分节前，天有暴寒者，皆为时行寒疫也。三月四月，或有暴寒，其时阳气尚弱，为寒所折，病热犹轻；五月六月，阳气已盛，为寒所折，病热则重。七月八月，阳气已衰，为寒所折，病热亦微。其病与温及暑病相似，但治有殊耳。

十五日得一气，于四时之中，一时有六气，四六名为二十四气也。然气候亦有应至仍不至，或有未应至而至者，或有至而太过者，皆成病气也。但天地动静，阴阳鼓击者，各正一气耳。是以彼春之暖，为夏之暑；彼秋之忿，为冬之怒。是故冬至之后，一阳爻升，一阴爻降也①；夏至之后，一阳气下，一阴气上也。斯则冬夏二至，阴阳合也；春秋二分，阴阳离也。阴阳交易，人变病焉。此君子春夏养阳，秋冬养阴，顺天地之刚柔也。小人触冒，必婴暴疹②。须知毒烈之气留在何经而发何病，详而取之。是以春伤于风，夏必飧泄；夏伤于暑，秋必病疟；秋伤于湿，冬必咳嗽；冬伤于寒，春必病温。此必然之道，可不审明之。

伤寒之病，逐日浅深，以施方治。今世人伤寒，或始不早治，或治不对病，或日数久淹，困乃告医，医人又不依次第而治之，则不中病。皆宜临时消息制方，无不效也（按：通行本误入"今搜采仲景旧论，录其证候诊脉声色，对病真方有神验者，拟防世急也"二十八字，当为叔和所增，义相牴牾，说详略例）。

又土地温凉，高下不同；物性刚柔，飧③居亦异。是故黄帝兴四方之问，岐伯举四治之能④，以训后贤，开其未悟者。临病之工，宜须两审也。

凡伤于寒，传经（传经二字通行本阙）则为病热，热虽甚不死。若两感于寒而病者多（通行本误作必）死。

尺寸俱浮者，太阳受病也，当一二日发。以其脉上连风府，故头项痛，腰脊强。

尺寸俱长者，阳明受病也，当二三日发。以其脉夹鼻络于目，故身热汗出（汗出二字通行本阙），目疼鼻干不得卧。

尺寸俱弦者，少阳受病也，当三四日发。以其脉循胁络于耳，故胸胁痛而耳聋。此三经皆受病，未入于腑者，可汗而已。

尺寸俱沉濡（通行本误作细）者，太阴受病也，当四五日发。以其脉布胃中，络于嗌，故腹满而嗌干。

尺寸俱沉细（细字通行本阙）者，少阴受病也，当五六日发。以其脉贯肾，络于肺系舌本，故口燥舌干而渴。

---

① 一阳爻升，一阴爻降：喻一分阳气长，一分阴气消。"爻"，交错变化之义，《易》把组成卦的基本符号亦称作爻，— 为阳爻，-- 为阴爻。十月为冬之始，阴气最盛，用六阴爻表示，为坤卦。阴极则阳生，到十一月中冬至节后，阳气渐长，阴气始消，故十一月的卦象则增一阳爻，减一阴爻，而为复卦，此即"一阳爻升，一阴爻降"。

② 暴疹：暴病。"暴"原作"暴"，"曝"本字，通"暴"，谓急疾猛烈。"疹"（chèn），病。

③ 飧（cān）：同"餐"。

④ 四治之能：指《素问·异法方宜论》中所言砭石、毒药、微针、灸焫等四种疗法的作用。

尺寸俱弦微（通行本误作微缓）者，厥阴受病也，当六七日发。以其脉循阴器络于肝，故烦满而囊缩。此三经皆受病，已①入于腑，可下而已。

伤寒传经，在太阳，脉浮而急数，发热无汗躁烦，宜麻黄汤（通行本佚）。

传阳明，脉大而数，发热汗出，口渴舌燥，宜白虎汤，不差，与承气汤（通行本佚）。

传少阳，脉弦而急，口苦咽干，头晕目眩，往来寒热，热多寒少，宜小柴胡汤。不差，与大柴胡汤（通行本佚）。

传太阴，脉濡而大，发热下利口渴，腹中急痛，宜茯苓白术厚朴石膏黄芩甘草汤（通行本佚）。

传少阴，脉沉细而数，手足时厥时热，咽中痛，小便难，宜附子细辛黄连黄芩②汤（通行本佚）。

传厥阴，脉沉弦而急，发热时疏，心烦呕逆，宜桂枝当归半夏芍药黄柏汤。吐蛔者，宜乌梅丸（通行本佚）。

以上皆传经脉证并治之正法也，若入腑及脏，为传经变病，治列后条（通行本佚）。

若两感于寒者，一日太阳受之，即与少阴俱病，则头痛口干，烦满而渴，脉时浮时沉，时数时细，大青龙汤加附子主之。二日阳明受之即与太阴俱病，则腹满身热不欲食，谵（之廉切，又女监切，下同）语，脉时高时卑，时强时弱，宜大黄石膏茯苓白术枳实甘草汤主之。三日少阳受之，即与厥阴俱病，则耳聋囊缩而厥，水浆③不入，脉乍弦乍急、乍细乍散，宜当归附子人参黄连黄柏汤救之，多不可治（四字通行本阙），不知人者，六日死。若三阴三阳、五脏六腑皆受病，则荣卫不行，脏腑不通，则死矣（通行本误入其不两感于寒更不传经十字。按：本段两感脉象方治，通行本皆佚）。

不加异气者，至七日太阳病衰，头痛少愈也；八日阳明病衰，身热少歇也；九日少阳病衰，耳聋微闻也；十日太阴病衰，腹减如故，则思饮食；十一日少阴病衰，渴止舌干，已而嚏也；十二日厥阴病衰，囊纵少腹微下，大气皆去，病人精神爽慧也。若过十三日以上不间，尺寸陷者，大危。

若更感异气，变为他病者，当依后坏病证而治之。若脉阴阳俱盛，重感于寒者，变成温疟；阳脉浮滑，阴脉濡弱者，更遇于风，变为风温；阳脉洪数，阴脉实大者，更遇温热，变为温毒。温毒为病最重也。阳脉濡弱，阴脉弦紧者，更遇温气，变为温疫（一本作疟）。以此冬伤于寒，发为温病，脉之变证，方治如说。

凡人有疾，不时即治，隐忍冀差，以成痼疾，小儿女子，益以滋甚。时气不和，便当早言，寻其邪由，及在腠理，以时治之，罕有不愈者。患人忍之，数日乃说，邪气入脏，则难可制，此为家有患备虑之要。凡作汤药，不可避晨夜，觉病须

---

① 巳：当为"已"。

② 黄芩：原为黄苓，据白云阁藏本改为黄芩。

③ 水浆：泛指汤水。《素问·上古天真论》"以酒为浆"，吴昆注："古人每食，必歠汤饮，谓之水浆。"

臾①,即宜便治,不等早晚,则易愈矣。如或差迟,病即传变,虽欲除治,必难为力。服药不如方法,纵意违师,不须治之。

凡伤寒之病,多从风寒得之。始表中风寒,入里则不消矣,未有温覆而当不消散者,不在证治。拟欲攻之,犹当先解表,乃可下之;若表未(通行本误作已)解而内不消,非大满犹生寒热,则病不可下(可下二字通行本误作除)。若表已解而内不消,大满大实,坚有燥屎,自可(通行本误入除字)下之,虽四五日,不能为祸也。若不宜下而便攻之,内虚热入,协热遂利,烦躁诸变,不可胜数,轻者困笃,重者必死矣。

夫阳盛阴虚,汗之则死,下之则愈;阳虚阴盛,汗之则愈,下之则死。夫如是,则神丹安可以误发? 甘遂何可以妄攻? 虚盛之治,相背千里,吉凶之机,应若影响,岂容易哉! 况桂枝下咽,阳盛即毙,承气入胃,阴盛以亡。死生之要,在乎须臾,视身之尽,不暇计日。此阴阳虚实之交错,其候至微,发汗吐下之相反,其祸至速。而医术浅狭,懵然不知病源,为治乃误。使病者殒没,自谓其分,至今冤魂塞于冥路,死尸盈于旷野,仁者鉴此,岂不痛欤(师自注曰:神丹,即发汗之剂。因发汗即愈,古人谓之神妙,故曰神丹。甘遂,古汤名,甘遂三钱,大黄四两,芒消二两。攻之,即下之)!

凡两感病俱作,治有先后,发表攻里,本自不同,而执迷用意者,乃云神丹甘遂,合而饮之,且解其表,又除其里,言巧似是,其理实违。夫智者之举错也,常审以慎,愚者之动作也,必果而速,安危之变,岂可诡哉! 世上之士,但务彼翕习之荣,而莫见此倾危之败,惟明者居然能护其本,近取诸身,夫何远之有焉。

凡发汗温暖汤药,其方虽言日三服,若病剧不解,当促其间,可半日中尽三服。若与病相阻,即便有所觉,病重者,一日一夜,当晬时②观之。如服一剂,病证犹在,故当复作本汤服之。至有不肯汗出,服三剂乃解,若汗不出者,死病也。

凡得时气病,至五六日,而渴欲饮水,饮不能多,不当与也,何者? 以腹中热尚少,不能消之,便更与人作病也。至七八日,大渴欲饮水者,犹当依证而与之,与之常令不足,勿极意也。言能饮一斗,与五升。若饮而腹满,小便不利,若喘若哕,不可与之也。忽然大汗出,是为自愈也。

凡得病反能饮水,此为欲愈之病。其不晓病者,但闻病饮水自愈,小渴者,乃强与饮之,因成其祸,不可复数也。

凡得病,厥脉动数,服汤更迟,脉浮大减小,初躁后静,此皆愈证也。

凡治温病,可刺五十九穴。又身之穴三百六十有五,其三十穴,灸之有害;七十九穴,刺之为灾,并中髓也。

脉四损,三日死。平人一(通行本误作四)息,病人脉一至,名曰四损。脉五损,一日死。平人二(通行本误作五)息,病人脉一至,名曰五损。脉六损,一时死。平人三(通行本误作六)息,病人脉一至,名曰六损。

四损经气绝,五损腑气绝,六损脏气绝,真气不行于经,曰经气绝,不行于

---

① 须臾:一刹那为一念,二十念为一瞬,二十瞬为一弹指,二十弹指为一罗预,二十罗预为一须臾,一日一夜有三十须臾。一须臾为48分钟。

② 晬时:晬(zuì),终也。晬时:一昼夜。

腑,曰腑气绝,不行于脏,曰脏气绝。经气绝则四肢不举,腑气绝则不省人事,脏气绝则一身尽冷(通行本佚)。

脉盛身寒,得之伤寒;脉虚身热,得之伤暑。脉阴阳俱盛、大汗出、下之(下之二字通行本阙)不解者死。脉阴阳俱虚、热不止者死。脉至乍数乍疏者死。脉至如转索、按之不易者(通行本阙),其日死。谵言妄语、身微热、脉浮大、手足温者生。逆冷脉沉细者,不过一日死矣。此以前是伤寒热病证候也。

按:本篇较通行本增传经证治七条,及两感脉象方治,共多三百四十字,删者三十九字,正误者十字,订正增入者十二字。

附方

◎麻黄汤方

麻黄 三两,去节　桂枝 二两,去皮　甘草 一两,炙①　杏仁七十个,去皮尖

上四味,以水九升,先煮麻黄,减二升,去上沫,内诸药,煮取二升半,去滓②,温服八合,覆取微似汗,不须啜粥,余如桂枝法将息。

◎白虎汤方

知母六两　石膏一斤,碎　甘草二两,炙　粳米六合

上四味,以水一斗,煮米熟,汤成去滓,温服一升,日三服。

◎大承气汤方

大黄四两,酒洗　厚朴半斤,炙,去皮　枳实五枚　芒消三合

上四味,以水一斗,先煮二物,取五升,去滓,内大黄,更煮取二升,去滓,内芒消,更上微火一两沸,分温再服。得下,余勿服。

◎小承气汤方

大黄四两,酒洗　厚朴二两,炙,去皮　枳实三枚,大者,炙

上三味,以水四升,煮取一升二合,去滓,分温二服。初服汤当更衣,不尔者,尽饮之。若更衣者,勿服之。

◎调胃承气汤方

甘草二两,炙　芒消半升　大黄四两,清酒③洗

上三味,切,以水三升,煮二物至一升,去滓,内芒消,更上微火一二沸,温顿服之,以调胃气。

◎小柴胡汤方

柴胡半斤　黄芩　人参④　甘草炙　生姜各三两,切　大枣十二枚,擘⑤　半夏半升,洗

上七味,以水一斗二升,煮取六升,去滓,再煎,取三升,温服一升,日三服。

---

① 炙:《说文解字》"炙,炮肉也,从肉在火上"故"炙"为火烤,与今蜜炙法不同。

② 滓(zǐ):渣子。

③ 清酒:小米酿造的黄酒。

④ 人参:仲景时代的人参为现在的党参。先可根据病人虚实及用药目的选用党参或其他品种的人参。

⑤ 擘:通"劈",掰开。

◎**茯苓白术厚朴石膏黄芩甘草汤方**

茯苓四两　　白术三两　　厚朴四两　　石膏半斤　　黄芩三两　　甘草二两,炙

上六味,以水一斗,煮取五升,每服一升五合,日三服。

◎**附子细辛黄芩黄连汤方**

附子①大者,一枚,炮②,去皮破八片　　细辛二两　　黄连四两　　黄芩二两

上四味,以水六升,煮取三升,温服一升,日三服。

◎**桂枝当归半夏芍药黄柏汤方**

桂枝二两　　当归三两　　半夏一升　　芍药三两　　黄柏皮二两　　甘草二两,炙

上六味,以水七升,煮取四升,去滓,温分三服。

◎**乌梅丸方**

乌梅三百枚　　细辛六两　　干姜十两　　黄连十六两　　当归四两　　附子六两,炮,去皮　　蜀椒四两,出汗③　　桂枝六两,去皮　　人参六两　　黄檗六两

上十味,异捣筛,合治之,以苦酒渍乌梅一宿,去核,蒸之,五斗米下,饭熟,捣成泥,和药令相得,内臼中,与蜜杵二千下,丸如梧桐子大,先食饮服十丸,日三服,稍加至二十丸。禁生冷、滑物、臭食等。

◎**大青龙汤方**

麻黄六两,去节　　桂枝二两,去皮　　甘草二两,炙　　杏仁四十枚,去皮尖　　生姜三两,切　　大枣十二枚,擘　　石膏如鸡子大,碎　　附子一枚,炮,去皮,切八片

上八味,以水九升,先煮麻黄,减二升,去上沫,内诸药煮取三升,去滓,温服一升,取微似汗。汗出多者,温粉粉之。一服汗者停后服。若复服,汗多亡阳,遂(一作逆)虚,恶风烦躁,不得眠也。

◎**大黄石膏茯苓白术枳实甘草汤方**

大黄四两　　石膏一斤　　茯苓三两　　白术四两　　枳实三两　　甘草三两,炙

上六味,以水八升,煮取五升,温分三服。

◎**当归附子人参黄连黄柏汤方**

当归四两　　附子大者一枚,炮,去皮,切八片　　人参三两　　黄连二两　　黄柏三两

上五味,以水六升,煮取三升,温服一升,日三服。

按:本卷增方五,计二百七十二字。

---

① 附子:仲景时代的附子皆用鲜生附子,炮制后类似现今的制附子。

② 炮:《说文解字》"炮,毛炙肉也",故"炮"为不去皮在火上烤。

③ 汗:据宋本当为汗。

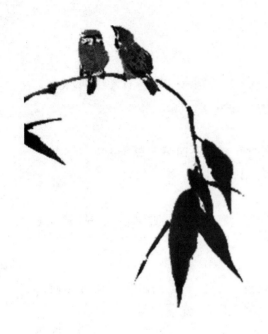

伤寒杂病论卷第四

汉　长沙太守南阳张机仲景述

温病脉证并治第四 （按：温病证治，通行本全佚）

温病有三，曰春温，曰秋温，曰冬温，此皆发于伏气，夏则病暑而不病温。

冬伤于寒，其气伏于少阴，至春发为温病，名曰春温。

夏伤于湿，其气伏于太阴，至秋燥乃大行，发为温病，名曰秋温。

气不当至而至，初冬乃大寒，燥以内收，其气伏于厥阴，冬至后天应寒而反温，发为温病，名曰冬温。

春秋病温者此其常，冬温者，此为变也。冬时应寒而反大温，此非其时而蓄其气，及时不病，至春乃发，名曰大温。此由冬不藏精，气失其正，春时阳气外发，二气相搏，为病则重，医又不晓病源，为治乃误，尸气流传，遂以成疫。

病春温，其气在上，头痛咽干，发热目眩，甚则谵语，脉弦而急，宜小柴胡加黄连丹皮主之。

◎ **小柴胡加黄连丹皮汤方**

柴胡半斤　黄芩三两　括蒌根四两　人参三两　黄连三两　丹皮四两　甘草三两，炙　生姜三两，切　大枣十二枚，擘

上九味，以水一斗二升，煮取六升，去滓，温服一升，日三服。

病秋温，其气在中，发热口渴，腹中热痛，下利便脓血，脉大而短涩，宜干地黄知母黄连阿胶汤主之。不便脓血者，宜白虎汤主之。

◎ **干地黄知母黄连阿胶**[①]**汤方**

干地黄八两　知母四两　黄连三两　阿胶二两

上四味，以水一斗，先煮干地黄、知母、黄连三味，煎取四升，去滓，内胶融消，温服一升，日三服。

◎ **白虎汤方**

知母六两　石膏一斤，碎　甘草二两　粳米六合

上四味，以水一斗，煮米熟，汤成去滓，温服一升，日三服。

病冬温，其气在下，发热腹痛引少腹，夜半咽中干痛，脉沉实，时而大数，宜石膏黄连黄芩汤主之。不大便六七日，宜大黄黄芩丹皮干地黄汤主之。

◎ **石膏黄连黄芩汤方**

石膏半斤，碎，绵裹　黄连三两　黄芩四两

上三味，以水一斗，煮取六升，温服二升，日三服。

◎ **大黄黄芩丹皮干地黄汤方**

大黄四两　黄芩三两　丹皮三两　干地黄四两

---

① 膏：当为胶。

上四味,以水一斗二升,煮取五升,温服二升。大便利,止后服。

病温,头痛面赤发热,手足拘急,脉浮弦而数,名曰风温,防风黄芩栀子丹皮芍药汤主之。

◎**防风黄芩栀子丹皮芍药汤方**

防风三两　黄芩三两　栀子十四枚,擘　丹皮三两　芍药三两

上五味,以水六升,煎取三升,去滓,温服一升,日三服。

病温,素有湿,发热唇焦,下利热,腹中痛,脉大而濇,名曰湿温。猪苓汤加黄连丹皮主之。

◎**猪苓汤加黄连丹皮方**

猪苓去皮　茯苓　泽泻　阿胶　滑石碎,各一两　黄连一两　丹皮二两

上七味,以水四升,先煮六味,取二升,去滓,内阿胶烊消,温服一升,日再服。

病温,舌赤咽干,心中烦热,脉急数上寸口者,温邪干心也,黄连黄芩阿胶汤主之。

◎**黄连黄芩阿胶汤方**

黄连一两　黄芩一两　阿胶一两

上三味,以水一斗,先煮二味,取四升,去滓,内阿胶烊消,温服一升,日三服。

病温,口渴咳嗽,衄不可制,脉浮短而数者,温邪乘肺也,黄芩石膏杏子汤主之。

◎**黄芩石膏杏子汤方**

黄芩三两　石膏半斤,碎　杏子十四枚,去皮尖

上三味,以水五升,煮取三升,去滓,温服一升。

病温,发热从腰以下甚者,少腹热痛,小便赤数,脉急数下尺中者,温邪移肾也,干地黄黄柏秦皮茯苓泽泻汤主之。

◎**干地黄黄柏秦皮茯苓泽泻汤方**

干地黄六两　黄柏三两　秦皮二两　茯苓三两　泽泻一两

上五味,以水八升,煮取三升,去滓,温服一升,日三服。

病大温,发热,头晕目眩,齿枯唇焦,谵语不省人事,面乍青乍赤,脉急大而数,大黄黄连地黄丹皮香蒲汤主之。若喉痹不能下药,针少商令出血;若脉乍疏乍数,目内陷者,皆不可治。

◎**大黄黄连地黄丹皮香蒲汤方**

大黄四两　黄连三两　干地黄半斤　丹皮六两　香蒲一两

上五味,以水一斗,煮取六升,去滓,温服一升,日三服。

温病,下之,大便溏,当自愈。若大下之,下利不止,必腹满,宜茯苓白术甘草汤主之。

◎**茯苓白术甘草汤方**

茯苓四两　白术三两　甘草一两,炙

上三味,以水八升,煮取三升,温服一升,日三服。

风温者,因其人素有热,更伤于风。风性急而化燥,脉浮弦而数,头不痛,桂

枝汤加黄芩丹皮主之。此非伏气病温也。伏气病温,误发其汗,则生大热烦冤,唇焦目赤,或吐血衄血,耳聋,脉大而数者,泻之以白虎汤;中焦实者以承气;若至十余日则在里,宜黄连阿胶汤。何以知在里?脉沉而数,心烦不得卧,故知也。

◎**桂枝汤加黄芩丹皮方**

桂枝三两,去皮　芍药三两　甘草二两,炙　生姜三两,切　大枣十二枚,擘　黄芩三两　丹皮三两

上七味,以水八升,煮取三升,去滓,温服一升。

◎**白虎汤方**见前

◎**大承气汤方**

大黄四两,酒洗　厚朴半斤,去皮,炙　枳实五枚,炙　芒消三分

上四味,以水一斗,先煮二物,取五升,去滓,内大黄,更煎取二升,去滓,内芒消。更上微火一两沸,分温再服,得下,余勿服。

◎**小承气汤方**

大黄四两,酒洗　厚朴二两,炙,去皮　枳实三枚,大者,炙

上三味,以水四升,煮取一升二合,去滓,分温二服。初服当更衣,不尔者,尽饮之。若更衣者,勿服之。

◎**调胃承气汤方**

大黄四两,去滓,清酒洗　甘草二两,炙　芒消半斤

上三味,以水三升,煮取一升,去滓,内芒消,更上火微煮令沸,少少温服之。

◎**黄连阿胶汤方**

黄连四两　芍药二两　黄芩二两　阿胶三两　鸡子黄二枚

上五味,以水六升,先煮三物,取二升,去滓,内阿胶烊消。小冷,内鸡子黄,搅令相得,温服七合,日三服。

病温,治不得法,留久移于三焦。其在上焦,则舌謇神昏,宜栀子汤;其在中焦,则腹痛而利,利后腹痛,唇口干燥,宜白虎加干地黄汤;其在下焦,从腰以下热甚,齿黑咽干,宜百合地黄汤加丹皮半夏茯苓主之。

◎**栀子汤方**

栀子十六枚,擘　黄芩三两　半夏半斤　甘草二两

上四味,以水四升,煮栀子,取二升半,去滓,内三味,煮取一升,去滓,分二服。

◎**白虎加干地黄汤方**

知母六两　石膏一斤,碎　甘草二两,炙　粳米六合　干地黄六两

上五味,以水一斗,煮米熟,汤成去滓,温服一升。

◎**百合地黄加丹皮半夏茯苓汤方**

百合七枚,擘　生地黄汁一升　丹皮六两　半夏一升　茯苓四两

上五味,先以水洗百合,渍一宿,当白沫出,去其水,别以泉水二升,煎取一升,去滓,别以泉水四升,煎丹皮半夏茯苓三味,煮取二升,内地黄汁,煎取三升,温服一升。

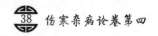

　　按：本卷增经文十七条，计八百零二字，增方十五，计六百四十字，共增一千四百四十二字。

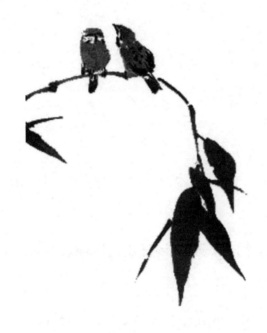

伤寒杂病论卷第五

汉　长沙太守南阳张机仲景述

伤暑脉证并治第五

伤暑，肺先受之。肺为气腑，暑伤元气，寸口脉弱，口渴汗出，神昏气短，竹叶石膏汤主之（通行本佚）。

◎竹叶石膏汤方

竹叶两把　粳米①　半夏各半升　麦冬一升　炙草二两　人参二两　石膏②一升

上七味，以水一斗，煮取六升，去滓，内粳米，米熟汤成，温服一升，日三服。

素热伤暑，发热汗出口渴，脉弱而大，名曰中暍③，人参白虎加黄连阿胶汤主之（通行本佚）。

◎人参白虎加黄连阿胶汤方

知母六两　石膏一斤，碎，绵裹　甘草二两，炙　粳米六合　人参三两　黄连三两　阿胶二两

上七味，以水一斗，先煮六味，煮米熟，汤成去滓，内胶烊消，温服一升，日三服。

伤暑，汗出已，发热烦躁声嘶，脉反浮而数者，此为肺液伤，百合地黄汤加牡蛎主之（通行本佚）。

◎百合地黄汤加牡蛎方

百合七枚　生地黄汁一升　牡蛎二两

上三味，先以水洗百合，浸一宿，当白沫出，去其水，更以泉水二升，煎二味，取一升，去滓，内地黄汁，煎取一升五合，分温再服。

伤暑，心下有水气，暑热与水气相蒸，发为暑湿舍肺。汗出咳嗽，渴欲饮水，饮水则呕，脉弱而滑，括蒌茯苓贝母枳实汤主之（通行本佚）。

◎括蒌茯苓贝母枳实汤方

括蒌大者一枚，共皮子捣　茯苓三两　贝母三两　枳实二两

上四味，以水五升，煎取二升，温服一升，日再服。

伤暑，发热无汗，水行皮中故也。脉必浮而滑，先以热水灌之，令汗出，后以竹茹括蒌根茯苓半夏汤主之（通行本佚）。

◎竹茹括蒌根茯苓半夏汤方

生竹茹二两　括蒌根三两　茯苓三两　半夏半升

---

① 粳米：宋本为半斤。可用生山药代替。

② 石膏：宋本为一斤。

③ 暍：中暑。《说文》："暍，伤暑也。"

上四味,以水五升,煮取三升,分温三服。

太阳中热者,暍是也。其人汗出,恶寒身热而渴也,白虎加人参汤主之。

◎白虎加人参汤方

知母六两 石膏—两,碎,绵裹 甘草二两,炙 粳米六合 人参三两

上五味,以水一斗,煮米熟,汤成去滓,温服一升,日三服。

太阳中暍者,身热疼重,而脉微弱,此以夏月伤冷水,水行皮中所致也。猪苓汤加人参主之,一物瓜蒂汤亦主之(猪苓加人参汤主之一句,通行本阙)。

◎猪苓加人参汤方

猪苓 泽泻 茯苓 滑石 阿胶各—两 人参三两

上六味,以水四升,先煮五味,取二升,内阿胶烊消,温服七合,日三服。

◎一物瓜蒂汤方

瓜蒂二十个

上剉,以水一升,煮取五合,去滓,顿服。

凡病暑者,当汗出,汗不出者必发热,发热者,必不汗出也。不可发汗,发汗则发热烦躁失声,此为肺液枯,加息高气贲者,不治(通行本佚)。

伤暑,夜卧不安,烦躁舌赤谵语,脉当数,此为暑邪干心,宜黄连半夏石膏汤主之(通行本佚)。

◎黄连半夏石膏汤方

黄连三两 半夏—升 石膏半斤,碎,绵裹

上三味,以水三升,煮取二升,去滓,温服六七合,日三服。

太阳中暍者,发热恶寒,身重而疼痛,其脉弦细芤迟,小便已,洒洒然毛耸,手足逆冷,小有劳身即热,口开,前板齿燥。若发汗则恶寒甚,加温针则发热甚,数下之则淋甚,宜当归四逆汤(通行本佚方治)。

◎当归四逆汤方[①]

当归 桂枝 芍药 细辛各三两 甘草炙 通草各二两 大枣二十五枚,擘,一法十二枚 人参四两 附子—枚

上九味,以水八升,煮取三升,去滓,温服一升,日三服(按:人参附子通行本阙)。

伤暑,脉弱,口渴汗大出,头晕者,宜用竹叶石膏人参黄连半夏汤主之(通行本佚)。

◎竹叶石膏人参黄连半夏汤方

竹叶—把 石膏—斤 人参三两 黄连二两 半夏半斤

上五味,以水六升,煮取三升,去滓,温服一升,日三服。

伤暑者头不痛,头痛者风也,头重者湿也(通行本佚)。

按:本篇增经文九条,增字十四,计三百十八字,增方八,计二百八十字,共增五百九十八字。

---

① 当归四逆汤方:比宋本多人参、附子。

热病脉证并治第六(按:通行本本篇全佚)

热之为病,有外至,有内生。外至可移,内有定处,不循经序,舍与所合,与温相似,根本异源。传经化热,伏气变温,伊古不晓,认为一体,如此杀人,莫可穷极。为子条记,传与后贤。

热病,面赤,口烂,心中痛欲呕,脉洪而数,此热邪干心也。黄连黄芩泻心汤主之。

◎黄连黄芩泻心汤方

黄连三两　黄芩二两

上二味,以水二升,煮取一升,日再服。

热病,身热左胁痛,甚则狂言乱语,脉弦而数,此热邪乘肝也,黄连黄芩半夏猪胆汁汤主之。

◎黄连黄芩半夏猪胆汁汤方

黄连二两　黄芩三两　半夏一升　猪胆大者一枚

上四味,以水六升,煎取三升,纳胆汁,和合相得,分温再服。

热病,腹中痛不可按,体重不能俯仰,大便难,脉数而大,此热邪乘脾也,大黄厚朴甘草汤主之。

◎大黄厚朴甘草汤方

大黄四两　厚朴六两　甘草三两

上三味,以水五升,煮取二升,服一升,得大便利,勿再服。

热病,口渴喘嗽,痛引胸中,不得太息,脉短而数,此热邪乘肺也,黄连石膏半夏甘草汤主之。

◎黄连石膏半夏甘草汤方

黄连二两　石膏一升　半夏半斤　甘草三两

上四味,以水六升,煮取三升,温服一升,日三服。

热病,咽中干,腰痛,足下热,脉沉而数,此热邪移肾也,干地黄黄柏黄连半夏汤主之。

◎干地黄黄柏黄连半夏汤方

干地黄半斤　黄柏六两　黄连三两　半夏一升

上四味,以水八升,煮取三升,温服一升,日三服。

按:本篇增经文六条,共二百三十四字,增方五,计二百十二字,共增四百四十六字。

湿病脉证并治第七

湿气为病，内外上下，四处流行，随邪变化，各具病形，按法诊治，勿失纪纲（通行本佚）。

湿气在上，中于雾露，头痛项强，两额疼痛，脉浮而濡，黄芪桂枝茯苓细辛汤主之（通行本佚）。

◎黄芪桂枝茯苓细辛汤方

黄芪三两　桂枝二两　茯苓三两　细辛一两　甘草二两，炙

上五味，以水五升，煎取三升，分温再服。

湿气在下，中于冷水，从腰以下重，两足肿，脉沉而濡，桂枝茯苓白术细辛汤主之（通行本佚）。

◎桂枝茯苓白术细辛汤方

桂枝三两　茯苓四两　白术三两　细辛二两

上四味，以水六升，煮取二升，去滓，温服一升。

湿气在外，因风相搏，流于经络，骨节烦疼，卧不欲食，脉浮缓，按之濡，桂枝汤微发其汗，令风湿俱去。若恶寒身体疼痛，四肢不仁，脉浮而细紧，此为寒气并，桂麻各半汤主之。

◎桂麻各半汤方

桂枝汤三合　麻黄汤三合

并服之，得微汗，病即解。

湿气在内，与脾相搏，发为中满。胃寒相将，变为泄泻、中满，宜白术茯苓厚朴汤。泄泻，宜理中汤。若上干肺，发为肺寒，宜小青龙汤。下移肾，发为淋漓，宜五苓散。流于肌肉，发为黄肿，宜麻黄茯苓白术防己赤小豆汤主之。若流于经络，与热气相乘，则发痈脓。脾胃素寒，与湿久留，发为水饮，与燥相搏，发为痰饮，治属饮家（通行本佚）。

◎白术茯苓厚朴汤方

白术三两　茯苓四两　厚朴二两，炙，去皮

上三味，以水五升，煎取一升五合，去滓，分温再服。

◎麻黄茯苓白术防己赤小豆汤方

麻黄二两，去节　茯苓三两　白术三两　防己一两　赤小豆一升

上五味，以水七升，先煮麻黄再沸，去上沫，内诸药，煮取三升，去滓，分温再服，一日尽服。

太阳病，关节疼痛而烦，脉沉而细者，此名湿痹。湿痹之候，其人小便不利，大便反快，但当利其小便。

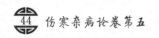

湿家之为病，一身尽疼，发热，身色如似熏黄。

湿家，其人但头汗出，背强，欲得被覆向火。若汗（通行本误作下）之早则哕，胸满小便不利，舌上滑（通行本误作如）胎者，以丹田有热，胸中有寒，渴欲得水而不能饮，口燥烦也。

湿家下之，额上汗出，微喘，小便利者，死。若下利不止者，亦死。

问曰：风湿相搏，一身尽疼痛，法当汗出而解。值天阴雨不止，医云：此可发汗，汗之病不愈者，何也？答曰：发其汗，汗大出者，但风气去，湿气在，是故不愈也。若治风湿者，发其汗，但微微似欲出汗者，风湿俱去也。

湿家，病身上疼痛，发热面黄而喘，头痛鼻塞而烦，其脉大，自能饮食，腹中和无病，病在头中寒湿，故鼻塞，内药鼻中则愈。

◎**纳鼻方**[①]

蒲灰　细辛　皂荚　麻黄

上四味为末，以葱白汁调和，内鼻中（方通行本佚）。

湿家身烦疼，可与麻黄加术汤，发其汗为宜，慎不可以火攻之。

◎**麻黄加术汤方**（通行本阙，按：此条亦见《金匮》）。

麻黄三两，去节　桂枝二两，去皮　甘草一两，炙　白术四两　杏仁七十个，去皮尖

上五味，以水九升，先煮麻黄，减二升，内诸药，煮取二升半，去滓，温服八合，覆取微汗。

病者一身尽疼，发热，日晡所剧者，此名风湿。此病伤于汗出当风，或久伤取冷所致也。可与麻黄杏仁薏苡甘草汤[②]。

◎**麻黄杏仁薏苡甘草汤方**

麻黄去节，半两，汤泡　杏仁十个，去皮尖　薏苡半两　甘草一两，炙

上剉麻豆大，每服四钱匕，水一盏半，煎八分，去滓，温服。有微汗，避风（通行本痉湿暍同篇有此条而阙方治，其列入《金匮》者有方）。

风湿，脉浮身重，汗出恶风者，防己黄芪汤主之（通行本阙，按此条亦见《金匮》）。

◎**防己黄芪汤方**

防己一两　甘草五钱，炙　白术七钱五分　黄芪一两

上剉麻豆大，每抄五钱匕，生姜四片，大枣一枚，水盏半，煎八分，去滓，温服。喘者加麻黄半两；胃中不和者加芍药三分；气上冲者加桂枝三分；下有陈寒者加细辛三分。服后当如虫行皮中，从腰下如冰，后坐被上，又以一被绕腰下，温令微汗，差。

伤寒八九日，风湿相搏，不能自转侧，不呕不渴，脉浮虚而涩者，桂枝附子汤主之。若大便坚小便自利者，去桂枝加白术汤主之（通行本误列太阳下篇，《金匮》痉湿暍篇重出）。

◎**桂枝附子汤方**

桂枝四两　附子三枚,炮去皮,破八片　生姜三两,切　甘草二两,炙　大枣十二枚,擘

上五味,以水六升,煮取二升,去滓,分温三服。

◎**白术附子汤方**

白术一两　附子一枚,炮去皮　甘草二两,炙　生姜一两半　大枣六枚

上五味,以水三升,煮取一升,去滓,分温三服。一服身觉痹,半日许再服,三服都尽,其人如冒状勿怪,即是术附并走皮中,逐水气未得除故耳。

风湿相搏,骨节疼烦,掣痛不得屈伸,近之则痛剧,汗出短气,小便不利,恶风不欲去衣,或身微肿者,甘草附子汤主之(通行本误列在太阳下篇,《金匮》痉湿暍篇重出)。

◎**甘草附子汤方**

甘草二两,炙　附子二枚,炮去皮　白术二两　桂枝四两

上四味,以水六升,煮取三升,去滓。温服一升,日三服,初服得微汗则解。能食汗出复烦者,服五合。恐一升多者,宜服六七合为妙。

　　按:本篇增经文五条,计二百七十七字,增方五,计二百二十二字,共增四百九十九字。

伤燥脉证并治第八（按：通行本本篇全佚）

伤燥,肺先受之。出则大肠受之,移传五脏,病各异形,分别诊治,消息脉经。

燥病,口渴咽干,喘咳胸满痛,甚则唾血,脉浮短而急,此燥邪干肺也。柏叶石膏杏子甘草汤主之。若移于大肠,必大便难,口渴欲热饮,脉急大在下者,麻仁白蜜煎与之。

◎柏叶石膏杏子甘草汤方

柏叶三两　石膏半斤　杏仁三十枚,去皮尖　甘草二两,炙

上四味,以水五升,煎取三升,去滓,温服一升。

◎麻仁白蜜汤方

麻仁一升　食蜜六合

上二味,以水四升,先煎麻仁,煮取一升五合,内蜜微沸,和合令小冷,顿服之。

燥病,口烂,热气上逆,胸中痛,脉大而濇,此燥邪乘心也,栀子连翘甘草括蒌根汤主之。

◎栀子连翘甘草括蒌根汤方

栀子十四个,擘　连翘二两　甘草二两　括蒌根四两

上四味,以水七升,煮取三升,去滓,每服一升,日三服。

燥病,目赤,口苦咽干,胁下痛,脉弦而数,此燥邪乘肝也。黄芩丹皮括蒌半夏枳实汤主之。

◎黄芩丹皮括蒌半夏枳实汤方

黄芩三两　丹皮二两　半夏半升　括蒌实大者,一枚,捣　枳实二两

上五味,以水五升,煎取三升,去滓,温服一升。

燥病,色黄,腹中痛不可按,大便难,脉数而滑,此燥邪乘脾也。白虎汤主之。

◎白虎汤方

知母六两　石膏一斤,碎　甘草二两　粳米六合

上四味,以水一斗,煮米熟,汤成去滓,温服一升,日三服。

燥病,咽干喉痛,少腹急痛,小便赤,脉沉而急,此燥邪移肾也。干地黄黄柏茯苓括蒌汤主之。

◎干地黄黄柏茯苓括蒌汤方

干地黄六两　黄柏三两　茯苓三两　括蒌根四两

上四味,以水六升,煎取三升,去滓,每服一升,日三服。

按：本篇增经文六条，计二百二十二字，增方五，计二百四十四字，共增四百六十六字。

按：本卷合增经文二十六条，增方二十三，共增两千零九字。

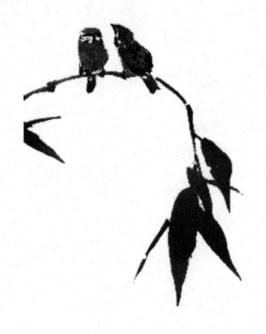

伤寒杂病论卷第六

汉　长沙太守南阳张机仲景述

辨太阳病脉证并治上

太阳之为病，脉浮，头项强①痛而恶寒。

太阳病，发热，汗出，恶风，脉缓②者，名为中风。

太阳病，或已发热，或未发热，必恶寒，体痛呕逆，脉阴阳③俱紧者，名曰伤寒④。

伤寒一日，太阳受之，脉若静者为不传，颇欲吐，若躁烦，脉数急者，为传也。

伤寒二三日，阳明少阳证不见⑤者，为不传也。

太阳病，发热而渴，不恶寒者，为温病。若发汗已，身灼⑥热者，名风温。风温为病，脉阴阳俱浮，自汗出，身重，多眠睡，鼻息必鼾⑦，语言难出。若被下者，小便不利，直视失溲⑧；若被火者，微发黄色，剧则如惊痫，时瘛疭⑨；若火熏之，一逆尚引⑩日，再逆促命期。

病有发热恶寒者，发于阳也；无热恶寒者，发于阴⑪也。发于阳七日愈，发于阴六日愈。以阳数七阴数六，故也。

太阳病，头痛至七日以上自愈者，以行其经尽故也。若欲作再经者，针足阳明，使经不传则愈。

太阳病欲解时，从巳至未上⑫。

风家，表解而不了了⑬者，十二日愈。

---

① 强（qiāng）：僵直不舒。

② 缓脉：应区分为平脉、病脉。舒和平缓为平脉，怠缓无神为病脉。此处指病脉。

③ 脉阴阳：关前的寸脉为阳脉，关后的尺脉为阴脉。脉阴阳俱紧：寸关尺三部脉皆紧。

④ 伤寒太阳伤寒证的主症为脉浮紧、恶寒、无汗、手背（外劳宫穴）和腕背（阳池穴）发凉，其他的症状如发热、头痛、身疼、腰痛、骨节痛、鼻鸣、干呕不必悉具。

⑤ 见：读作现 xiàn，表现。

⑥ 灼：火烧一般。

⑦ 鼾：睡鼾声，鼻塞状。

⑧ 失溲：无尿，不是尿失禁。

⑨ 瘛疭（chì zòng）：《伤寒明理论》"瘛者筋脉急也，疭者筋脉缓也，急者则引而缩，缓者则纵而伸，或缩或伸，动而不止者，名曰瘛疭。俗谓之搐者是也"，抽搐言。

⑩ 引：延长。

⑪ 发于阳……发于阴：发于卫阳，发于营阴。

⑫ 从巳至未上：9～15 时。

⑬ 了了：不轻快、不舒服。

病人身大热,反欲得衣①者,热在皮肤,寒在骨髓也。身大寒,反不欲近衣者,寒在皮肤,热在骨髓也。

太阳中风,阳浮而阴弱。阳浮者热自发;阴弱②者汗自出。啬啬③恶寒,淅淅④恶风,翕翕⑤发热,鼻鸣⑥干呕者,桂枝汤主之。

◎桂枝汤方

桂枝三两,去皮　芍药三两　甘草二两,炙　生姜三两,切　大枣十二枚,擘

上五味,㕮咀⑦三味,以水七升,微火煮取三升,去滓,适寒温,服一升。服已须臾,啜⑧热稀粥一升余,以助药力。温服令一时许,遍身漐漐⑨,微似有汗者益佳,不可令如水流漓⑩,病必不除。若一服汗出病差,停后服,不必尽剂。若不汗,更服依前法,又不汗,后服小促其间,半日许令三服尽。若病重者,一日一夜服,周时观之。服一剂尽,病证犹在者,更作服;若汗不出,乃服至二三剂。禁生冷、黏滑、肉面、五辛⑪、酒酪⑫、臭恶等物。

太阳病,头痛发热,汗出恶风,桂枝汤主之。

太阳病,项背强几几⑬,及(通行本作反)汗出恶风者,桂枝加葛根汤主之。

◎桂枝加葛根汤方

葛根四两　芍药二两　生姜三两,切　甘草二两,炙　大枣十二枚,擘　桂枝二两,去皮(通行本有麻黄三两)

上六(通行本误作七)味,以水一斗,先煮(通行本误入麻黄二字)葛根,减二升,去上沫,内诸药,煮取三升,去滓,温服一升,覆取微似汗,不须啜粥,余如桂枝法将息⑭及禁忌。

太阳病,下之后,其气上冲者,可与桂枝汤。方用前法。若不上冲者,不得与之。

---

① 衣:"被"的古字,乃被子而言。

② 阳浮……阴弱:寸脉浮,尺脉沉。

③ 啬啬(sè sè):《白虎通》"瑟者,啬也",冷瑟瑟畏寒貌。

④ 淅淅:喻畏风寒状,畏寒怕冷,全身起鸡皮疙瘩、汗毛直立。《素问·刺热论》"先淅然厥,起毫毛,恶风寒",淅者,起毫毛也。

⑤ 翕翕(xī xī):《广韵》"翕,火炙"。如火烧状发热,如火烤一般发热,即高热。

⑥ 鼻鸣:方有执"鼻塞而息鸣"。或谓喷嚏。

⑦ 㕮咀:捣碎、拍劈、砸碎。解为口嚼如碎豆状不妥。《音义》"㕮咀,拍咀也",咀,碎之异体字。

⑧ 啜(chuò):饮、喝、吃。

⑨ 漐漐(zhí zhí):微汗出貌。

⑩ 流漓:连绵词,水流状。《集韵》"漓,流貌"。

⑪ 五辛:山田业广曰"五辛,蒜、葱、韭、薤、姜"。

⑫ 酪:牛奶、羊奶。

⑬ 几几:读作jī jī(唧唧),不读shū shū。

⑭ 将息:调养休息,护理。

太阳病三日，已发汗、若吐、若下、若温针①，仍不解者，此为坏病②，桂枝不中③与之也。观其脉证，知犯何逆，随证治之。

桂枝本为解肌，若其人脉浮紧，发热汗不出者，不可与也。常须识④此，勿令误也。

若酒客⑤病，不可与桂枝汤，得之则呕，以酒客不喜甘故也。

喘家⑥作，桂枝汤加厚朴杏子佳。

凡服桂枝汤吐者，其后必吐脓血也。

太阳病发汗，遂漏不止⑦，其人恶风，小便难，四肢微急⑧，难以屈伸者，桂枝加附子汤主之。

◎桂枝加附子汤方

桂枝三两，去皮　芍药三两　甘草三两，炙　生姜三两，切　大枣十二枚，擘　附子一枚，炮，去皮，破八片

上六味，以水七升，煮取三升，去滓，温服一升。本云，桂枝汤，今加附子。将息如前法。

太阳病，下之后，脉促胸满⑨者，桂枝去芍药汤主之（促，一作纵）。

◎桂枝去芍药汤方

桂枝三两　甘草二两，炙　生姜三两，切　大枣十二枚，擘

上四味，以水七升，煮取三升，去滓，温服一升。本云，桂枝汤，今去芍药。将息如前法。

若微恶（通行本少恶字）寒者，桂枝去芍药加附子汤主之。

◎桂枝去芍药加附子汤方

桂枝三两，去皮　甘草二两，炙　生姜三两，切　大枣十二枚，擘　附子一枚，炮，去皮，破八片

上五味，以水七升，煮取三升，去滓，温服一升。本云，桂枝汤，今去芍药加附子。将息如前法。

太阳病，得之八九日，如疟状，发热恶寒，热多寒少，其人不呕，清便⑩欲自可⑪，一日二三度发，脉微缓者，为欲愈也。脉微而恶寒者，此阴阳俱虚，不可更发汗、更下、更吐也。面色反有热色者，未欲解也，以其不能得小汗出，身必痒，宜桂枝麻黄各半汤。

---

① 温针：针刺入穴位后，以艾绒裹针柄，点燃加温，用以逼汗的针灸治疗方法。
② 坏病：误治导致的变证。
③ 不中：南阳方言，不可以、不宜。
④ 识(zhì)：记住。
⑤ 酒客：嗜酒的人。
⑥ 喘家：经常咳嗽喘息的病人。后边的疮家、亡血家、衄家、淋家等与此同。
⑦ 遂漏不止：汗出不止的漏汗证，多汗证。
⑧ 急：拘挛。
⑨ 满：懑、闷也。
⑩ 清便：清通"圊"。清便：大小便。
⑪ 欲：孙鼎宜《伤寒章句》作"续"，犹"仍"也；自可：正常、如常。

◎桂枝麻黄各半汤方

桂枝一两十六铢,去皮　芍药　生姜　甘草炙　麻黄各一两,去节　大枣四枚,擘　杏仁二十四枚,汤①浸,去皮尖及两仁者

上七味,以水五升,先煮麻黄一二沸,去上沫,内诸药煮取一升八合,去滓,温服六合。本云桂枝汤三合,麻黄汤三合,并为六合,顿服,将息如上法。

太阳病,初服桂枝汤,反烦不解者,先刺风池、风府,却与桂枝汤则愈。

服桂枝汤,大汗出,脉洪大者,与白虎汤(通行本误作与桂枝汤如前法);若形似疟,一日再发者,汗出必解,宜桂枝二麻黄一汤。

◎桂枝二麻黄一汤方

桂枝一两十七铢,去皮　芍药一两六铢　麻黄十六铢,去节　生姜一两六铢,切　杏仁十六个,去皮尖　甘草一两二铢,炙　大枣五枚,擘

上七味,以水五升,先煮麻黄一二沸,去上沫,内诸药煮取二升,去滓,温服一升,日再服。本云桂枝汤二分,麻黄汤一分,合为二升,分再服。今合为一方。将息如前法。

服桂枝汤,大汗出后,大烦渴②不解,脉洪大者,白虎加人参汤主之。

◎白虎加人参汤方

知母六两　石膏一斤,碎,绵裹　甘草二两,炙　粳米六两　人参三两

上五味,以水一斗,煮米熟,汤成去滓,温服一升,日三服。

太阳病,发热恶寒,热多寒少,宜桂枝二越婢一汤(通行本误在不可发汗下)。若脉微弱者,此无阳也,不可发汗,宜当归四逆汤(通行本阙)。

◎桂枝二越婢一汤方

桂枝去皮　芍药　麻黄　甘草各十八铢,炙　大枣四枚,擘　生姜一两二铢,切　石膏二十四铢,碎,绵裹

上七味,以水五升,煮麻黄一二沸,去上沫,内诸药煮取二升,去滓,温服一升。本云当裁为越婢汤桂枝汤,合之饮一升,今合为一升,桂枝汤二分越婢汤一分。

服桂枝汤,或下之,仍头项强痛,翕翕发热,无汗,心下③满微痛,小便不利者,桂枝去桂加茯苓白术汤主之。

◎桂枝去桂加茯苓白术汤方

芍药三两　甘草二两,炙　生姜切　白术　茯苓各三两　大枣十二枚,擘

上六味,以水八升,煮取三升,去滓,温服一升。小便利则愈。本云桂枝汤,今去桂枝加茯苓白术。

伤寒脉浮,自汗出,小便数,心烦,微恶寒,脚挛急④,反与桂枝汤,欲攻其表,此误也,得之便厥。咽中干,烦躁吐逆者,作甘草干姜汤与之,以复其阳。若厥愈足温者,更作芍药甘草汤与之,其脚即伸。若胃气不和谵语者,少与调胃承

---

① 汤:热水。

② 大烦渴:《太平御览》"大者太也",太,甚也。大烦渴,甚烦渴。

③ 心下:胃脘部。

④ 脚挛急:拘挛甚紧,伸展不开。

气汤。若重发汗,复加烧针①者,四逆汤主之。

◎**甘草干姜汤方**

甘草四两,炙　干姜二两

上二味,以水三升,煮取一升五合,去滓,分温再服。

◎**芍药甘草汤方**

白芍药　甘草各四两,炙

上二味,以水三升,煮取一升五合,去滓,分温再服。

◎**调胃承气汤方**

大黄四两,去皮,清酒洗　甘草二两,炙　芒消半斤

上三味,以水三升,煮取一升,去滓,内芒消,更上火微煮令沸,少少温服之。

◎**四逆汤方**②

人参二两　甘草二两,炙　干姜一两半　附子一枚,生用,去皮,破八片

上四味,以水三升,煮取一升二合,去滓,分温再服。强人可大附子一枚,干姜三两。

问曰:证具(通行本误作象)阳旦③,按桂枝(通行本少桂枝二字)法治之而增剧,厥逆④,咽中干,两胫拘急而谵语。师曰(通行本误入言字):夜半手足当温,两脚当伸,后如师言。何以知此?答曰:寸口脉浮而大,浮为风,大为虚,风则生微热,虚则两胫挛。病形象桂枝,因加附子参其间,附子温经,增桂令汗出(通行本附子温经句误在增桂令汗出之下),亡阳故也。厥逆咽中干,烦躁,阳明内结,谵语烦乱,更饮甘草干姜汤。夜半阳气还,两足当热,胫尚微拘急,重与芍药甘草汤,尔乃胫伸,以承气汤微溏,则止其谵语,故知病可愈(师自注曰:阴虚即阳旦剧,阳旦即日中,此证宜用炙甘草汤)。

师曰:阳旦证,发热不潮,汗出咽干,昏睡不安,夜半反静,宜干地黄半夏牡蛎酸枣仁汤主之。若口渴烦甚,小便赤,谵语者,竹叶石膏黄芩泽泻半夏甘草汤主之(通行本佚)。

◎**干地黄半夏牡蛎酸枣仁汤方**(通行本佚)

干地黄六两　半夏半升　牡蛎二两　酸枣仁三两

上四味,以水四升,煮取二升,分温三服。

◎**竹叶石膏黄芩泽泻半夏甘草汤方**

竹叶两把　石膏半斤　黄芩三两　泽泻二两　半夏半升　甘草二两

上六味,以水五升,煮取三升,温服一升,日三服。

按:本卷订正十八字,删八字,增二十八字,增经文一条,计六十一字,增方二,计一百零一字,共增一百九十字。

---

①　烧针:火针疗法,把针烧红刺入穴位或病灶。

②　四逆汤方:宋本及康平本均无"人参二两"。

③　阳旦:成无己曰"阳旦,桂枝汤别名"。《尔雅》"旦,早也",《说文》"旦,明也",初升之太阳为旦,引申为万物之始。桂枝汤温暖阳气之祖方,亦众方之祖,故名阳旦汤。此处指阳旦汤证。

④　厥逆:四肢末梢自下而上,凉至腕肘胫膝。

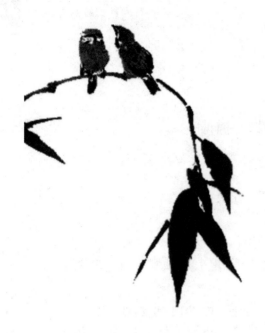

伤寒杂病论卷第七

汉　长沙太守南阳张机仲景述

辨太阳病脉证并治中

太阳病,项背强几几^①,无汗恶风,葛根汤主之。

◎**葛根汤方**

葛根四两　麻黄三两,去节　桂枝三两,去皮　生姜三两,切　甘草二两,炙　芍药二两　大枣十二枚,擘

上七味,以水一斗,先煮麻黄葛根,减二升,去白沫,内诸药煮取三升,去滓,温服一升,覆取微似汗,余如桂枝法将息及禁忌。诸汤皆仿此。

太阳与阳明合病者,必自下利,葛根汤主之。

太阳与阳明合病,不下利,但呕者,葛根加半夏汤主之。

◎**葛根加半夏汤方**

葛根四两　麻黄一两,去节　甘草二两,炙　芍药二两　桂枝二两,去皮　生姜二两,切　半夏半斤,洗　大枣十二枚,擘

上八味,以水一斗,先煮葛根、麻黄,减二升,去白沫,内诸药煮取三升,去滓,温服一升,覆取微似汗。

太阳病,桂枝证,医反下之,利遂不止,脉促^②(促一作纵)者,表未解也。喘而汗出者,葛根黄芩黄连汤主之。

◎**葛根黄芩黄连汤方**

葛根半斤　甘草二两,炙　黄芩三两　黄连三两

上四味,以水八升,先煮葛根,减二升,内诸药煮取二升,去滓,分温再服。

太阳病,头痛^③发热^④,身疼^⑤腰痛,骨节^⑥疼痛,恶风无汗而喘者,麻黄汤主之。

◎**麻黄汤方**

麻黄三两,去节　桂枝二两,去皮　甘草一两,炙　杏仁七十个,去皮尖

上四味,以水九升,先煮麻黄,减二升,去上沫,内诸药煮取二升半,去滓,温

---

①　几几:按南阳方言当读 jī jī(唧唧),成无己是聊摄(今山东阳谷县)人,以山东方言读作 sū sū(酥酥)或 shū shū(舒舒),当误。

②　促:急促。

③　头痛:《素问·举痛论》"寒气入经而稽迟,泣而不行,客于脉外则血少,客于脉中则气不通,故卒然而痛"。伤于风者,上先受之,风寒外束,脉络不通,风夹寒邪则头痛。太阳病之头痛在颈项,少阳病之头痛在两颞,阳明病之头痛在前额,三阴病之头痛在巅顶。

④　发热:喻昌"寒邪外束,人身之阳气不得宣越,故令发热"。

⑤　疼:"疼"者,酸痛懒惰。痛无酸困但比疼重。

⑥　骨节:骨与关节。

服八合。覆取微似汗，不须啜粥，余如桂枝法将息。

太阳与阳明合病，喘而胸满者，不可下，宜麻黄汤。

太阳病，十日已去，脉浮细而嗜卧者，外已解也。设胸满胁痛者，与小柴胡汤。脉但浮者，与麻黄汤。

◎小柴胡汤方

柴胡半斤　黄芩　人参　甘草炙　生姜各三两,切　大枣十二枚,擘　半夏半升,洗

上七味，以水一斗二升，煮取六升，去滓，再煮，取三升，温服一升，日三服。

太阳伤寒(通行本误作中风)，脉浮紧，发热恶寒，身疼痛，不汗出而烦躁者，大青龙汤主之。若脉微弱，汗出恶风者，不可服之。服之则厥逆，筋惕肉瞤①，此为逆也。大青龙汤。

◎大青龙汤方

麻黄六两,去节　桂枝二两,去皮　甘草二两,炙　杏仁四十枚,去皮尖　生姜三两,切　大枣十枚,擘　石膏如鸡子大,碎

上七味，以水九升，先煮麻黄，减二升，去上沫，内诸药煮取三升，去滓，温服一升，取微似汗。汗出多者，温粉②粉之。一服汗者，停后服。若复服，汗多亡阳，遂(一作逆)虚，恶风烦躁，不得眠也。

太阳(通行本阙)中风(通行本误作伤寒)，脉浮缓，身不疼但重，乍有轻时，无少阴证者大青龙汤发之。

伤寒表不解，心下有水气，干呕，发热而咳，或渴，或利，或噎③，或小便不利少腹满，或喘者，小青龙汤主之。

◎小青龙汤方

麻黄去节　芍药　细辛　干姜　甘草炙　桂枝各三两,去皮　五味子半斤④　半夏半升,洗

上八味，以水一斗，先煮麻黄，减二升，去上沫，内诸药煮取三升，去滓，温服一升。若渴，去半夏加括蒌根三两；若微利(通行本误入去麻黄加荛花如一鸡子，熬⑤令赤色十四字)、若噎者，去麻黄加附子一枚，炮。若小便不利少腹满者，去麻黄加茯苓四两。若喘(通行本误入去麻黄三字)加杏仁半斤，去皮尖(通行本多且荛花不治利，麻黄主喘，今此语反之，疑非仲景意二十字，或为叔和所注)。

伤寒，心下有水气，咳而微喘，发热不渴。服汤已渴者，此寒去欲解也。小青龙汤主之。

太阳病，外证未解，脉浮弱者，当以汗解，宜桂枝汤。

◎桂枝汤方

桂枝去皮　芍药　生姜各三两,切　甘草二两,炙　大枣十二枚,擘

---

① 筋惕肉瞤：筋惕，筋脉拘紧；肉瞤："瞤"本训为目动、眼球震颤，此指肌肉跳动。

② 温粉：炒温的米粉。

③ 噎：进食时气逆噎塞。

④ 五味子半斤：宋本为五味子半升。

⑤ 熬：《说文》"熬，干煎也"，《方言七》"熬，火干也。以火而干五谷之类"，今干炒的炮制方法。

上五味,以水七升,煮取三升,去滓,温服一升。须臾,啜热稀粥一升,助药力,取微汗。

太阳病,下之,微喘者,表未解故也,桂枝加厚朴杏子汤主之。

◎桂枝加厚朴杏子汤方

桂枝三两,去皮　甘草二两,炙　生姜三两,切　芍药①三两　大枣十二枚,擘
厚朴二两,炙,去皮　杏仁五十枚,去皮尖

上七味,以水七升,微火煮取三升,去滓,温服一升,覆取微似汗。

太阳病,外证未解,不可下也,下之为逆。欲解外者,宜桂枝汤。

太阳病,先发汗不解,而复下之,脉浮者不愈。浮为在外,而反下之,故令不愈。今脉浮,故知在外,当须解外则愈,宜桂枝汤。

太阳病,脉浮紧,无汗发热身疼痛,八九日不解,表证仍在,此当发其汗。服药已微除,其人发烦目瞑②。剧者必衄,衄乃解,所以然者,阳气重故也。麻黄汤主之。

太阳病,脉浮紧,发热身无汗,自衄者愈。

二阳并病,太阳初得病时,发其汗,汗先出不彻,因转属阳明,续自微汗出,不恶寒。若太阳病证不罢者,不可下,下之为逆,如此可小发汗。设面色缘缘正赤③者,阳气怫郁④在表,当解之、熏之;若发汗不彻,彻(通行本阙)不足言,阳气怫郁不得越,当汗不汗,其人躁烦,不知痛处,乍⑤在腹中,乍在四肢,按之不可得,其人短气,但坐以汗出不彻故也,更发汗则愈。何以知汗出不彻?以脉涩故知也。

脉浮数者,法当汗出而愈。若下之,身重心悸者,不可发汗,当须汗出乃解。所以然者,尺中脉微,此里虚,须表里实,津液自和,便自汗出愈。

脉浮紧者,法当身疼痛,宜以汗解之。假令尺中迟者,不可发汗。何以知之然?以荣气不足,血少故也。

脉浮者,病在表,可发汗,宜麻黄汤。(法用桂枝汤)。

脉浮而数者,可发汗,宜麻黄汤。

病常自汗出者,此为荣气和。荣气和者,外不谐,以卫气不共荣气谐和故尔。以荣行脉中,卫行脉外,复发其汗,荣卫和则愈,宜桂枝汤。

病人脏无他病,时发热自汗出,而不愈者,此卫气不和也。先其时发汗则愈,宜桂枝汤。

伤寒脉浮紧,不发汗,因致衄者,麻黄汤主之。

伤寒,不大便六七日,头痛有热者,与承气汤。其小便清者(一云大便青),知

---

① 芍药:张仲景时代及《神农本草经》芍药不分赤白,梁代陶弘景《本草经集注》始将芍药分为赤、白两种。因白芍为栽培,赤芍为野生,仲景所说的芍药当为赤芍。二者性味相近,但赤芍长于清热凉血、散瘀止痛,偏于祛邪;白芍长于滋阴养血、平肝敛阴,偏于补虚。现可根据病人虚实及用药目的区别使用。

② 目瞑:闭眼。

③ 缘缘正赤:满面发红。

④ 怫郁:蕴积。

⑤ 乍:突然。

不在里,仍在表也,当须发汗;若头痛者必衄,宜桂枝汤。

伤寒发汗已解,半日许复烦,脉浮数者,可更发汗,宜桂枝汤。

凡病,若发汗、若吐、若下、若亡血、亡津液,阴阳自和者,必自愈。

大下之后,复发汗,小便不利者,亡津液故也,勿治之,得小便利,必自愈。

下之后,复发汗,必振寒,脉微细。所以然者,以内外俱虚故也。

下之后,复发汗,昼日烦躁不得眠,夜而安静,不呕不渴,无表证,脉沉微,身无大热者,干姜附子汤主之。

◎干姜附子汤方

干姜一两　附子一枚,生用,去皮,切八片

上二味,以水三升,煮取一升,去滓,顿服。

发汗后,身疼痛,脉沉迟者,桂枝去(通行本误作加)芍药加(通行本阙)生姜(通行本误多各字)一两人参三两新加汤主之。

◎桂枝去芍药加生姜一两人参三两新加汤方

桂枝三两,去皮　甘草二两,炙　人参三两　大枣十二枚,擘　生姜四两(通行本有芍药四两)

上五(通行本作六)味,以水一斗二升,煮取三升,去滓,温服一升(通行本多本云桂枝汤,今加芍药生姜人参十三字)。

发汗后,不可更行桂枝汤。汗出而喘,无大热者,可与麻黄杏仁甘草石膏汤。

◎麻黄杏仁甘草石膏汤方

麻黄四两,去节　杏仁五十个,去皮尖　甘草二两,炙　石膏半斤,碎,绵裹

上四味,以水七升,煮麻黄,减二升,去上沫,内诸药煮取二升,去滓,温服一升(通行本多本云黄耳杯五字)。

发汗过多,其人叉手自冒①心,心下悸欲得按者,桂枝甘草汤主之。

◎桂枝甘草汤方

桂枝四两,去皮　甘草二两,炙

上二味,以水三升,煮取一升,去滓,顿服。

发汗后,其人脐下悸者,欲作奔豚②,茯苓桂枝甘草大枣汤主之。

◎茯苓桂枝甘草大枣汤方

茯苓半斤　桂枝四两,去皮　甘草二两,炙　大枣十五枚,擘

上四味,以甘澜水一斗,先煮茯苓,减二升,内诸药煮取三升,去滓,温服一升,日三服。

作甘澜水法,取水二斗,置大盆内,以杓扬之,水上有珠子五六千颗相逐,取用之。

奔豚病,从少腹上冲咽喉,发作欲死,复还止,皆从惊恐得之(通行本阙,按此条亦见《金匮》)。

---

① 冒:覆也。

② 欲作奔豚:欲,将之义。豚:《方言八》"猪其子谓之豚"。奔豚:病名,柯韵伯"奔豚者……发于少腹,上至心下,乃肾气发动,又似乎奔豚之状"。

奔豚,气上冲胸,腹痛,往来寒热,奔豚汤主之(通行本阙,按此条亦见《金匮》)。

◎**奔豚汤方**

甘草 芎劳 当归 黄芩 芍药各二两 半夏 生姜各四两 生葛[①]五两 桂枝三两(甘李根白皮亦可用,通行本作白李根白皮一升)。

上九味,以水二斗,煮取五升,温服一升,日三夜一服(通行本阙)。

发汗后,腹胀满者,厚朴生姜半夏甘草人参汤主之。

◎**厚朴生姜半夏甘草人参汤方**

厚朴半斤,炙,去皮[②] 生姜半斤,切 半夏半升,洗 甘草二两 人参一两

上五味,以水一斗,煮取三升,去滓,温服一升,日三服。

伤寒,若吐若下后,心下逆满,气上冲胸,起则头眩,脉沉紧,发汗则动经,身为振振摇[③]者,茯苓桂枝白术甘草汤主之。

◎**茯苓桂枝白术甘草汤方**

茯苓四两 桂枝三两,去皮 白术 甘草各二两,炙

上四味,以水六升,煮取三升,去滓,分温三服。

发汗,病不解,反恶寒者,虚故也,芍药甘草附子汤主之。

◎**芍药甘草附子汤方**

芍药 甘草各三两,炙 附子一枚,炮,去皮,破八片

上三味,以水五升,煮取一升五合,去滓,分温三服。

发汗若下之,病仍不解,烦躁者,茯苓四逆汤主之。

◎**茯苓四逆汤方**

茯苓四两 人参一两 附子一枚,生用,去皮,破八片 甘草二两,炙 干姜一两半

上五味,以水五升,煮取三升,去滓,温服七合,日二服。

发汗后,恶寒者,虚故也;不恶寒,但热者,实也。当和胃气,与调胃承气汤。(《玉函》云与小承气汤)。

◎**调胃承气汤方**

芒消半斤 甘草二两 大黄四两,去皮,清酒洗

上三味,以水三升,煮取一升,去滓,内芒消,更煮两沸,顿服。

太阳病,发汗后,大汗出,胃中干,烦躁不得眠,欲得饮水者,少少与饮之,令胃气和则愈。若脉浮、小便不利,微热消渴者,五苓散主之。(即猪苓汤是)。

◎**五苓散方**

猪苓十八铢,去皮 泽泻一两六钱 白术十八铢 茯苓十八铢 桂枝半两,去皮

上五味,捣为散,以白饮[④]和服方寸匕[⑤],日三服,多饮暖水,汗出愈。如法

---

① 生葛:葛根,现分为粉葛、野葛(麻葛、柴葛)两种,解肌生津、升清止泻、解热发汗时用粉葛;舒筋活络时用野葛。奔豚汤宜用粉葛。

② 厚朴……去皮:指去除厚朴内层的薄皮。

③ 振振摇:《广雅》"振,动也"。振振摇,动摇。

④ 白饮:白开水,一说为淘米水,当为前者。

⑤ 方寸匕:匕,类似于今之汤匙。汉代时一寸(合今 2.3 厘米)见方的刀币,抄一方寸匕药末的重量。

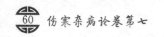

将息。

发汗已,脉浮弦(通行本误作数),烦渴者,五苓散主之。

伤寒汗出而渴,小便不利(通行本阙)者,五苓散主之。不渴者,茯苓甘草汤主之。

◎**茯苓甘草汤方**

茯苓二两　桂枝二两,去皮　甘草一两,炙　生姜三两,切

上四味,以水四升,煮取二升,去滓,分温三服。

中风发热,六七日不解,而烦,有表里证,渴欲饮水,水入则吐者,名曰水逆。五苓散主之。

未持脉时,病人手叉自冒心,师因教试令咳,而不咳者,此必两耳聋无闻也。所以然者,以重发汗,虚故如此。

发汗后,饮水多,必喘,以水灌之①亦喘。

发汗后,水药不得入口,为逆,若更发汗,必吐下不止。

发汗吐下后,虚烦不得眠。若剧者,必反复颠倒②(音到,下同),心中懊憹③(上乌浩,下奴冬切,下同),栀子干姜汤(通行本误作栀子豉汤)主之。若少气者,栀子甘草豉汤主之。若呕者,栀子生姜豉汤主之。

◎**栀子干姜汤方**

栀子十四枚,擘　干姜二两

上二味,以水三升半,煮取一升半,去滓,分二服,温进一服。得吐者,止后服。

◎**栀子甘草豉汤方**

栀子十四枚,擘　甘草二两,炙　香豉四合,绵裹

上三味,以水四升,先煮栀子、甘草,取二升半,内豉煮取一升半,去滓,分二服,温进一服。得吐者,止后服。

◎**栀子生姜豉汤方**

栀子十四枚,擘　生姜五两　香豉四合,绵裹

上三味,以水四升,先煮栀子、生姜,取二升半,内豉煮取一升半,去滓,分二服,温进一服。得吐者,止后服。

发汗若下之,而烦热胸中窒④者,栀子豉汤主之。

◎**栀子豉汤方**

栀子十四枚,擘　香豉四合,绵裹

上二味,以水四升,先煮栀子,得二升半,内豉煮取一升半,去滓,分为二服,温进一服。得吐者,止后服。

伤寒五六日,大下之后,身热不去,心中结痛者,未欲解也,栀子豉汤主之。

伤寒下后,心烦腹满,卧起不安者,栀子厚朴汤主之。

---

①　灌之:《广韵》"灌,浇也"。

②　反复颠倒:因为不得眠,在床上翻来覆去。

③　懊憹:心中烦热,闷乱不宁状。

④　窒:堵塞。

◎栀子厚朴汤方

栀子十四枚,擘　厚朴四两,炙,去皮　枳实四枚,水浸,炙,令黄

上三味,以水三升半,煮取一升半,去滓,分二服。温进一服,得吐者,止后服。

伤寒,医以丸药大下之,身热不去,微烦者,栀子干姜汤主之。

凡用栀子汤,若病人旧微溏者,不可与服之。

太阳病,发汗,汗出不解,其人仍发热,心下悸①,头眩身瞤动,振振欲擗②(一作僻)地者,真武汤主之。

◎真武汤方

茯苓　芍药　生姜各三两,切　白术二两　附子一枚,炮,去皮,破八片

上五味,以水八升,煮取三升,去滓,温服,七合,日三服。

咽喉干燥者,不可发汗。

淋家,不可发汗,发汗必便血。

疮家,虽身疼痛,不可发汗,汗出则痓③。

衄家,不可发汗,汗出必额上陷脉④急紧,直视不能眴⑤(音唤又胡绢切,下同,一作瞬),不得眠。

亡血家,不可发汗,发汗则寒慄而振。

汗家,重发汗,必恍惚⑥心乱,小便已阴疼,与禹余粮丸。

◎禹余粮丸方(通行本阙)

禹余粮四两　人参三两　附子二枚　五味子三合　茯苓三两　干姜三两

上六味,蜜为丸,如梧子大,每服二十丸。

病人有寒,复发汗,胃中冷,必吐蛔(一作逆)。

本发汗而复下之,此为逆也。若先发汗,治不为逆。本先下之,而反汗之为逆。若先下之,治不为逆。

伤寒医下之,续得下利清谷不止,身疼痛者,急当救里;后身疼痛,清便自调者,急当救表。救里宜四逆汤,救表宜桂枝汤。

病发热头痛,脉反沉,若不差,身体疼痛,当救其里。

◎四逆汤方(通行本阙人参)

人参二两　甘草二两,炙　干姜一两半　附子一枚,生用,去皮,破八片

上四味,以水三升,煮取一升二合,去滓,分温再服。强人可大附子一枚,干姜三两。

太阳病,先下而不愈,因复发汗,以此表里俱虚,其人因致冒,冒家汗出自愈。所以然者,汗出表和故也。里未和,然后复下之。

①　心下悸:钱潢"心下悸者,心指膻中,误汗亡阳,则膻中之阳气不充,所以筑筑然跳动也"。

②　擗:仆倒于地。

③　痓:痉也。

④　额上陷脉:太阳穴处的动脉,即颞浅动脉。

⑤　眴:瞬,眼转动。

⑥　恍惚:精神不振、心绪不定、似有似无。

太阳病未解,脉阴阳俱停①(一作微),必先振慄汗出而解。但阳脉微者,先汗出而解;但阴脉实(通行本误作微。宋本有:一作尺脉实五字注)者,下之而解。若欲下之,宜调胃承气汤(一云用大柴胡汤)。

太阳病,发热汗出者,此为荣弱卫强,故使汗出,欲救邪风者,宜桂枝汤。

伤寒五六日,中风,往来寒热,胸胁苦满,嘿嘿②不欲饮食,心烦喜呕,或胸中烦而不呕,或渴,或腹中痛,或胁下痞③硬,或心下悸,小便不利,或不渴,身有微热,或咳者,小柴胡汤主之。

◎小柴胡汤方

柴胡半斤　黄芩三两　人参三两　半夏半升,洗　甘草炙　生姜各三两,切

大枣十二枚,擘

上七味,以水一斗二升,煮取六升,去滓,再煎取三升,温服一升,日三服。若胸中烦而不呕者,去半夏、人参,加括蒌实一枚。若渴,去半夏,加人参,合前成四两半,括蒌实四两。若腹中痛者,去黄芩,加芍药三两。若胁下痞硬,去大枣,加牡蛎四两。若心下悸,小便不利者,去黄芩,加茯苓四两。若不渴、外有微热者,去人参,加桂枝三两,温覆微汗愈。若咳者,去人参、大枣、生姜,加五味子半升,干姜二两。

血弱气虚(通行本误作尽),腠理开,邪气因入,与正气相搏,结于胁下,正邪分争,往来寒热,休作有时,嘿嘿不欲饮食。脏腑相连,其痛必下,邪高痛下,故使呕也(一云脏腑相违,其病必下,胁膈中痛),小柴胡汤主之。服柴胡汤已渴者,属阳明,以法治之。

得病六七日,脉迟浮弱,恶风寒,手足温,医二三下之,不能食,而胁下满痛,面目及身黄,颈项强,小便难者,与柴胡汤。后必下重,本渴饮水而呕者,柴胡汤不中与也。食谷者哕。

伤寒四五日,身热恶风,颈项强,胁下满,手足温而渴者,小柴胡汤主之。

伤寒,阳脉涩,阴脉弦,法当腹中急痛,先与小建中汤;不差者,与小柴胡汤主之。

◎小建中汤方

桂枝三两,去皮　甘草二两,炙　大枣十二枚,擘　芍药六两　生姜三两,切　胶

饴一升

上六味,以水七升,煮取三升,去滓,内饴,更上微火消解,温服一升,日三服。呕家不可用建中汤,以甜故也。

伤寒中风,有柴胡证,但见一证便是,不必悉具。凡柴胡汤病证而下之,若柴胡证不罢者,复与柴胡汤,必蒸蒸④而振,却复发热汗出而解。

伤寒二三日,心中悸而烦者,小建中汤主之。

太阳病,过经十余日,反二三下之,后四五日,柴胡证仍在者,先与小柴胡。

---

① 停:南阳方言为相等,一致。"脉阴阳俱停"为寸尺脉象一致。

② 嘿嘿:默默,精神萎靡、表情忧郁。

③ 痞:南阳方言为局部有瓷实、坚硬感,如硬物填充感。

④ 蒸蒸:发热汗出之状犹如火气上冲。

呕不止，心下急（一云呕止小安），郁郁微烦者，为未解也，与大柴胡汤下之则愈。

◎**大柴胡汤方**

柴胡半斤　黄芩三两　芍药三两　半夏半升，洗　生姜五两，切　枳实四枚，炙　大枣十二枚，擘　大黄二两

上八味，以水一斗二升，煮取六升，去滓，再煎，温服一升，日三服（通行本有一方加大黄二两，若不加，恐不为大柴胡汤十七字。按通行本方中阙大黄也）。

伤寒，十三日不解，胸胁满而呕，日晡所发潮热，已而微利。此本柴胡证，下之以不得利，今反利者，知医以丸药^①下之，此非其治也。潮热者实也，先宜服小柴胡汤以解外，后以柴胡加芒消汤主之。

◎**柴胡加芒消汤方**

柴胡二两十六铢　黄芩一两　人参一两　甘草一两，炙　生姜一两，切　芒消二两　大枣四枚，擘　半夏二十铢，本云五枚洗

上八味，以水四升，煮取二升，去滓，内芒消，更煮微沸，分温再服，不解更作。

伤寒，十三日，过经，谵语者，以有热也，当以汤下之。若小便利者，大便当硬，而反下利，脉调和者，知医以丸药下之，非其治也。若自下利者，脉当微厥，今反和者，此为内实也，调胃承气汤主之。

太阳病不解，热结膀胱，其人如狂，血自下，下者愈。其外不解者，尚未可攻，当先解其外。外解已，但少腹急结者，乃可攻之，宜桃核承气汤（后云解外宜桂枝汤）。

◎**桃核承气汤方**

桃仁五十个，去皮尖　大黄四两　桂枝二两，去皮　甘草二两，炙　芒消二两

上五味，以水七升，煮取二升，去滓，内芒消，更上微火沸。下火，先食温服五合，日三服，当微利。

伤寒八九日，下之，胸满烦惊，小便不利，谵语，一身尽重不可转侧者，柴胡加龙骨牡蛎汤主之。

◎**柴胡加龙骨牡蛎汤方**

柴胡四两　龙骨　黄芩　生姜　人参　桂枝去皮　茯苓各一两半　半夏二合半，洗　大黄二两　牡蛎一两半，熬　大枣六枚，擘　铅丹一两半（师自注云：即铅化为丹，可不用）。

上十二味，以水八升，煮取四升，内大黄切如棋子^②，更煮一两沸，去滓，温服一升。本云柴胡汤，今加龙骨等。

伤寒，腹满谵语，寸口脉浮而紧，关上脉弦者（通行本阙），此肝乘脾也，名曰纵^③，刺期门。

伤寒发热，啬啬恶寒，大渴欲饮水，其腹必满，自汗出，小便利，寸口脉浮而涩，关上弦急者（二句通行本阙），此肝乘肺也，名曰横^④，刺期门（注曰：若小便利，其病

---

① 丸药：抵当丸。

② 棋子：长约6.6厘米（二寸）宽约3.3厘米（一寸）大小。

③ 纵：五行顺次相克名曰纵。如肝乘脾。

④ 横：五行逆次相克名曰横。如肝乘肺。

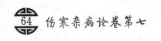

欲解）。

太阳病，二日，反躁，反熨其背而大汗出，火（通行本误作大）热入胃（一作二日内烧瓦熨背，大汗出，火气入胃），胃中水竭，躁烦，必发谵语，十余日，振慄自下利者，此为欲解也。故其汗从腰以下不得汗，欲小便不得，反呕，欲失溲，足下恶风，大便硬，小便当数而反不数及不多，大便已，头卓然①而痛，其人足心必热，谷气下流故也。

太阳病中风，以火劫发汗，邪风被火热，血气流溢，失其常度，两阳相熏灼，其身发黄。阳盛则欲衄，阴虚小便难，阴阳俱虚竭，身体则枯燥。但头汗出，剂②颈而还，腹满微喘，口干咽烂，或不大便，久则谵语，甚者至哕，手足躁扰，捻衣摸床，小便利者，其人可治。宜人参干地黄龙骨牡蛎汤主之（方治通行本阙）。

◎人参干地黄龙骨牡蛎汤方（通行本阙）

人参三两　干地黄半斤　龙骨三两　牡蛎四两　茯苓四两

上五味，以水一斗，煮取三升，分温三服。

伤寒脉浮，医以火迫劫之③，亡阳，必惊狂，卧起不安者，桂枝去芍药加（通行本有蜀漆）牡蛎龙骨救逆汤主之。

◎桂枝去芍药加牡蛎龙骨救逆汤方

桂枝三两，去皮　甘草二两，炙　生姜三两，切　大枣十二枚，擘　牡蛎五两，熬龙骨四两（通行本有蜀漆三两，洗去腥）

上六味（通行本作七味），以水一斗二升，（通行本多先煮蜀漆，减二升，内诸药十字）煮取三升，去滓，温服一升。本云桂枝汤，今去芍药加（通行本多蜀漆二字）牡蛎龙骨。

形作伤寒，其脉不弦紧而弱。弱者必渴，被火必谵语，弱者发热；脉浮解之，当汗出愈。

太阳病，以火熏④之不得汗，其人必躁，到经不解，必清血，名为火邪。

脉浮热甚，而反灸之，此为实。实以虚治，因火而动，必咽燥吐血。微数之脉，慎不可灸，因火为邪，则为烦逆，追虚逐实，血散脉中，火气虽微，内攻有力，焦骨伤筋，血难复也。

脉浮，宜以汗解，用火灸之，邪无从出，因火而盛，病从腰以下必重而痹，名火逆也。

欲自解者，必当先烦，烦乃有汗而解。何以知之？脉浮，故知汗出解。

烧针令其汗，针处被寒，核起而赤者，必发奔豚。气从少腹上冲心者，灸其核上各一壮，与桂枝加桂汤，更加桂二两也。

◎桂枝加桂汤方

桂枝五两　芍药三两　生姜三两，切　甘草二两，炙　大枣十二枚，擘

上五味，以水七升，煮取三升，去滓，温服一升。本云桂枝汤，今加桂满五

---

① 卓然：卓，特别的。

② 剂：通齐。

③ 火迫劫之：用火法强迫发汗。劫，强取也。

④ 火熏：烧炕铺陈，洒水取汽，人卧其上熏蒸之。

两,所以加桂者,以能泄奔豚气也。

火逆,下之,因烧针烦躁者,桂枝甘草人参(通行本阙)龙骨牡蛎汤主之。

◎**桂枝甘草人参龙骨牡蛎汤方**

桂枝一两,去皮　甘草二两,炙　龙骨二两　牡蛎二两,熬①　人参三两

上五(通行本作四)味,以水五升,煮取二升半,去滓,温服八合,日三服。

太阳伤寒者,加温针必惊也。

太阳病,当恶寒发热,今自汗出,反不恶寒发热,关上脉细数者,以医吐之过也。一二日吐之者,腹中饥,口不能食;三四日吐之者,不喜糜粥,欲食冷食,朝食暮吐,以医吐之所致也,此为小逆。太阳病吐之,但太阳病当恶寒,今反不恶寒,不欲近衣,此为吐之内烦也。

病人脉数,数为热,当消谷引食而反吐者,此以发汗,令阳气微,隔②气虚,脉乃数也。数为客热,不能消谷,以胃中虚冷,故吐也。

太阳病,过经十余日,心中温温欲吐,而胸中痛,大便反溏,腹微满,郁郁微烦。先此时自极吐下者,与调胃承气汤。若不尔者,不可与。但欲呕,胸中痛,微溏者,此非柴胡汤证,以呕,故知极吐下也。调胃承气汤。

太阳病,六七日,表证仍在,脉微而沉,反不结胸,其人发狂者,以热在下焦,少腹当硬满,小便自利者,下血乃愈。所以然者,以太阳随经瘀热在里故也。抵当汤主之。

◎**抵当汤方**

水蛭熬　虻虫各三十个,去翅足,熬　桃仁二十个,去皮尖　大黄三两,酒洗

上四味,以水五升,煮取三升,去滓,温服一升,不下更服。

太阳病身黄,脉沉结,少腹硬,小便不利者,为无血也;小便自利,其人如狂者,血证谛③也,抵当汤主之。

伤寒有热,少腹满,应小便不利;今反利者,为有血也,当下之,不可余药,宜抵当丸方。

◎**抵当丸方**

水蛭二十个,熬　虻虫二十个,去翅足,熬　桃仁二十五个,去皮尖

上四味,捣分四丸,以水一升,煮一丸,取七合服之,晬时当下血;若不下者更服。

太阳病,小便利者,以饮水多,必心下悸。小便少者,必苦里急也。

按:本卷订正二十三字,删九十四字,增经文二条,计四十字,增方三,计一百四十九字,共增二百零八字。

---

① 熬:《说文解字》"干煎也",将药物放在瓦片上,以火焙干的炮制方法。

② 隔:同膈。

③ 谛:明显。

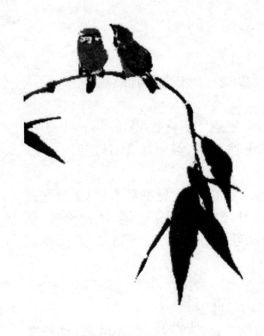

伤寒杂病论卷第八

汉 长沙太守南阳张机仲景述

辨太阳病脉证并治下

问曰：病有结胸，有脏结①，其状何如？答曰：按之痛②，寸脉浮，关脉沉，名曰结胸也。

何谓脏结？答曰：（通行本错简在如结胸状条）脏结者，五脏各具，寒热攸分，宜求血分，血凝结而气阻，虽有气结，皆血为之。假令肝脏结，必在左，左胁下痛而呕，脉当沉眩而结，宜吴茱萸汤。若发热不呕，此为实，脉当沉弦而急，宜桂枝当归丹皮桃核枳实汤主之（通行本佚）。

◎**吴茱萸汤方**

吴茱萸一升，洗　人参三两　生姜六两　大枣十二枚，擘

上四味，以水七升，煮取二升，去滓，温服七合，日三服。

◎**桂枝当归丹皮桃核枳实汤方**

桂枝二两　当归二两　牡丹皮三两　桃核二十枚，去皮尖　枳实二两

上五味，以水八升，煮取三升，温服一升五合，日再服。

心脏结，必心中痛，郁郁不乐，脉大而濇，宜连翘阿胶半夏赤小豆汤主之。若心中热痛而烦，脉大而弦急，此为实，宜黄连阿胶半夏桃核茯苓主之（通行本佚）。

◎**连翘阿胶半夏赤小豆汤方**

连翘二两　阿胶一两半　半夏半升　赤小豆三两

上四味，以水四升，先煮三物，取二升，去滓，内胶烊消，温服七合，日三服。

◎**黄连阿胶半夏桃核茯苓汤方**

黄连三两　阿胶二两　半夏半升　桃核二十枚，去皮尖　茯苓三两

上五味，以水五升，先煮四味，取二升，去滓，内胶烊消，温服一升，日再服。

肺脏结，胸中闭塞，喘咳善悲，脉短而濇，宜百合贝母茯苓桔梗汤主之。若咳血胸中痛，此为实，宜葶苈括蒌半夏丹皮大枣汤主之（通行本佚）。

◎**百合贝母茯苓桔梗汤方**

百合七枚，擘　贝母三两　茯苓三两　桔梗二两

上四味，以水七升，煮取三升，分温三服。

---

① 结胸、脏结：二者均为古病名。火热与痰浊结于胸膈为结胸，《诸病源候论》"结胸者，谓热毒结聚于心胸也"；脏气因虚寒结而不通为脏结。二者皆自感心下（胃脘部、上腹部）硬痛，但结胸既有症状又有体征，心下按之硬痛，即上腹部有按压痛，或有腹膜刺激征，如今天之急性胰腺炎、胃穿孔；脏结只有症状没有体征，无心下按之硬痛，如今天之急慢性胃炎、胃痉挛。

② 按之痛：按压胃脘部有疼痛感。

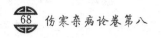

◎葶苈括蒌半夏丹皮大枣汤方

葶苈熬,令黄色,捣丸如鸡子[1]大　　括蒌实大者一枚,捣　　半夏一升　　牡丹皮三两
大枣十二枚

上五味,以水六升,煮取三升,分温三服。

脾脏结,腹中满痛,按之如覆杯,痛甚则吐黄水,食不化,脉伏而紧,宜白术枳实桃仁干姜汤主之。若腹中胀痛不可按,大便初溏后硬,转失气,此为实,宜大黄丹皮厚朴半夏茯苓甘草汤方主之(通行本佚)。

◎白术枳实桃仁干姜汤方

白术二两　　枳实一两半　　桃仁二十枚,去皮尖　　干姜二两

上四味,以水五升,煮取二升,温服一升,日再服。

◎大黄丹皮厚朴半夏茯苓甘草汤方

大黄三两　　牡丹皮二两　　厚朴三两　　半夏一升　　茯苓四两　　甘草二两,炙

上六味,以水六升,煮取三升,温服一升,日再服。

肾脏结,少腹硬,隐隐痛,按之有核,小便时清时浊,脉沉细而结,宜桂枝附子茯苓丹皮汤主之。若小腹急痛,小便赤数,此为实,脉当沉紧而急,宜附子桂枝黄柏丹皮茯苓汤主之(通行本佚)。

◎桂枝附子茯苓丹皮汤方

桂枝二两　　附子一枚,炮　　茯苓三两　　牡丹皮三两

上四味,以水五升,煮取二升,温服一升。

◎附子桂枝黄柏丹皮茯苓汤方

附子一枚,炮　　桂枝二两　　黄柏皮二两　　牡丹皮三两　　茯苓三两

上五味,以水六升,煮取二升,温服一升。

师曰:如结胸状,饮食如故[2],时时下利,寸脉浮,关脉小细沉紧,名曰脏结。舌上白胎滑者,难治。

脏结无阳证,不往来寒热(一云寒而不热),其人反静,舌上胎滑者,不可攻也。

病发于阳,而反下之,热入因作结胸;病发于阴,而反下之(一作汗出),因作痞[3]也,所以成结胸者,以下之太早故也。结胸者,项亦强,如柔痉状,下之则和,宜大陷胸丸方。

◎大陷胸丸方

大黄半斤　　葶苈子半升,熬　　芒消半斤　　杏仁半升,去皮尖,熬黑

上四味,捣筛二味,内杏仁、芒消,合研如脂,和散,取如弹丸[4]一枚;则捣甘遂末一钱匕,白蜜二合,水二升,煮取一升,温顿服之,一宿乃下,如不下更服,取下为效,禁如药法。

结胸证,其脉浮大者,不可下,下之则死。

结胸证悉具,烦躁者亦死。

---

① 鸡子:鸡蛋。

② 原文阙"如故"二字,据宋本补。

③ 痞:胃脘痞塞、满闷不舒,按之柔软无痛感。

④ 弹丸:如枇杷子大小。

太阳病，脉浮而动数，浮则为风，数则为热，动则为痛（通行本多数则为虚四字），头痛发热，微盗汗出，而反恶寒者，表未解也。医反下之，动数变迟，膈内拒痛（一云：头痛即眩），胃中空虚，客气动膈，短气躁烦，心中懊恼，阳气内陷，心下因硬，则为结胸，大陷胸汤主之。若不结胸，但头汗出，余处无汗，剂颈而还，小便不利，身必发黄，宜五苓散主之（方治通行本阙）。

◎**大陷胸汤方**

大黄六两，去皮　芒消一升　甘遂一钱匕

上三味，以水六升，先煮大黄，取二升，去滓，内芒消煮一两沸，内甘遂末，温服一升，得快利，止后服。

◎**五苓散方**

猪苓十八铢，去黑皮　白术十八铢　泽泻一两六铢　茯苓十八铢　桂枝半两，去皮

上五味为散，更于臼中杵之，白饮和方寸匕服之，日三服，多饮暖水，汗出愈。

伤寒六七日，结胸热实，脉沉紧而实（通行本作沉而紧，阙实字），心下痛，按之石硬者，大陷胸汤主之。

伤寒十余日，热结在里，复往来寒热者，与大柴胡汤。但结胸无大热者，此为水结在胸胁也，但头微汗出者，大陷胸汤主之。

◎**大柴胡汤方**

柴胡半斤　枳实四枚，炙　生姜五两，切　黄芩三两　芍药三两　半夏半升，洗　大枣十二枚，擘　大黄二两

上八味，以水一斗二升，煮取六升，去滓，再煎，温服一升，日三服。

太阳病，重发汗而复下之，不大便五六日，舌上燥而渴，日晡①所小有潮热（一云：日晡所发心胸大烦），从心下至少腹硬满，而痛不可近者，大陷胸汤主之。

小结胸病，正在心下，按之则痛，脉浮滑者，小陷胸汤主之。

◎**小陷胸汤方**

黄连一两　半夏半升，洗　括蒌实大者一枚

上三味，以水六升，先煮括蒌，取三升，内诸药煮取二升，去滓，分温三服。

太阳病，二三日，不能卧，但欲起，心下必结，脉微弱者，此本有寒分也，反下之，若利止必作结胸；未止者（通行本多四日复下之五字），此作协热利也。

太阳病，其脉促（一作纵），下之（通行本误接太阳病下），不结胸者，此为欲解也。脉浮者，下之必结胸；脉紧者，下之必咽痛；脉弦者，下之必两胁拘急；脉细数者，下之头痛未止；脉沉紧者，下之必欲呕；脉沉滑者，下之协热利；脉浮滑者，下之必下血（按：自脉浮者句以下，下之二字，通行本皆阙）。

病在阳，应以汗解之，反以冷水潠②之，若灌之，其热被劫不得去，弥更益烦，肉上粟起，意欲饮水反不渴者，服文蛤散。若不差者，与五苓散。寒实结胸

---

①　日晡：又名晡时，晚饭时间，即申时（15～17 时）。古人一日两餐，早餐名"朝食"，在辰时（食时，7～9 时），晚餐在晡时。

②　潠（xùn）：以口含水喷之。

无热证者，与三物小陷胸汤。白散亦可服（一云与三物小白散）。

◎**文蛤散方**

文蛤五两　麻黄　甘草　生姜各三两　石膏五两　杏仁五十粒　大枣十二枚

上七（通行本作一）味为散，以沸汤和一方寸匕服。汤用五合，以水二升，煎至水减过半，温服，汗出即愈（通行本阙，亦见《金匮》，名文蛤汤，但阙以水二升四字）。

◎**白散方**

桔梗三分　巴豆一分，去皮心，熬黑，研如脂　贝母三分

上三味为散，内巴豆，更于臼中杵之，以白饮和服。强人半钱匕，羸者减之。病在膈上必吐，在膈下必利，不利，进热粥一杯；利过不止，进冷粥一杯。身热皮粟不解，欲引衣自覆，若以水潠之洗之，益令热劫不得出，当汗而不汗则烦。假令汗出已，腹中痛，与芍药三两，如上法。

太阳与少阳并病，头项强痛，或眩冒，时如结胸，心下痞硬者，当刺大椎第一间肺俞、肝俞，慎不可发汗，发汗则谵语。脉弦大（"大"字通行本阙）五日，谵语不止，当刺期门。

妇人中风，发热恶寒，经水适来，得之七八日，热除而脉迟身凉，胸胁下满，如结胸状，谵语者，此为热入血室也，当刺期门，随其实而取之。

妇人中风，七八日，续得寒热，发作有时，经水适断者，此为热入血室，其血必结，故使如疟状，发作有时，小柴胡汤主之。

◎**小柴胡汤方**

柴胡半斤　黄芩三两　人参三两　半夏半升，洗　甘草三两　生姜三两，切　大枣十二枚，擘

上七味，以水一斗二升，煮取六升，去滓，再煎，取三升，温服一升，日三服。

妇人伤寒发热，经水适来，昼日明了，暮则谵语如见鬼状者，此为热入血室。无犯胃气及上下（通行本作二）焦，必自愈。

伤寒六七日，发热微恶寒，支节烦疼，微呕，心下支结，外证未去者，柴胡桂枝汤主之。

◎**柴胡桂枝汤方**

桂枝去皮　黄芩一两半　人参一两半　甘草一两，炙　半夏二合半，洗　芍药一两半　大枣六枚，擘　生姜一两半，切　柴胡四两

上九味，以水七升，煮取三升，去滓，温服一升。本云人参汤作如桂枝法，加半夏柴胡黄芩，复如柴胡法，今用人参作半剂。

伤寒五六日，已发汗而复下之，胸胁满微结，小便不利，渴而不呕，但头汗出，往来寒热，心烦者，此为未解也，柴胡桂枝干姜汤主之。

◎**柴胡桂枝干姜汤方**

柴胡半斤　桂枝三两，去皮　干姜二两　括蒌根四两　黄芩三两　牡蛎二两，熬　甘草二两，炙

上七味，以水一斗二升，煮取六升，去滓，再煎取三升，温服一升，日三服，初服微烦，复服汗出便愈。

伤寒五六日，头汗出，微恶寒，手足冷，心下满，口不欲食，大便硬，脉细者，此为阳微结，必有表复有里也。脉沉亦在里也。汗出为阳微，假令纯阴结，不得

复有外证,悉入在里,此为半在里半在外也。脉虽沉细(通行本作紧),不得为少阴病,所以然者,阴不得有汗,今头汗出,故知非少阴也,可与小柴胡汤。设不了了者,得屎而解。

伤寒五六日,呕而发热者,柴胡汤证具,而以他药下之,柴胡证仍在者,复与柴胡汤。此虽已下之,不为逆,必蒸蒸而振,却发热汗出而解。若心下满而硬痛者,此为结胸也,大陷胸汤主之;但满而不痛者,此为痞,柴胡不中与之,宜半夏泻心汤。

◎半夏泻心汤方

半夏半升,洗　黄芩　干姜　人参　甘草各三两,炙　黄连一两　大枣十二枚,擘

上七味,以水一斗,煮取六升,去滓,再煎取三升,温服一升,日三服。须大陷胸汤者,方用前法(一方用半夏一升)。

太阳少阳并病,而反下之,成结胸,心下硬,下利不止,水浆不下,其人心烦。

脉浮而紧,而复下之,紧反入里,则作痞。按之自濡,但气痞耳。小青龙汤主之(方治通行本阙)。

◎小青龙汤方

麻黄去节　芍药　细辛　干姜　甘草炙　桂枝各三两,去皮　五味子半升　半夏半升,洗

上八味,以水一斗,先煮麻黄,减二升,去上沫,内诸药煮取三升,去滓,温服一升。若渴,去半夏,加括蒌根三两;若微利(通行本误入去麻黄加荛花如一鸡子,熬令赤色十四字);若噎者,去麻黄,加附子一枚,炮;若小便不利,少腹满者,去麻黄,加茯苓四两;若喘(通行本误入去麻黄三字)加杏仁半升,去皮尖(通行本多且荛花不治利,麻黄主喘,今此语反之,疑非仲景意二十字。此为叔和所注)。

太阳中风,下利呕逆,表解者,乃可攻之。其人漐漐汗出,发作有时,头痛,心下痞、硬、满,引胁下痛,干呕短气,汗出不恶寒者,此表解里未和也,十枣汤主之。

◎十枣汤方

芫花熬　甘遂　大戟

上三味等分,各别捣为散,以水一升半,先煮大枣肥者十枚,取八合,去滓,内药末。强人服一钱匕,羸人服半钱,温服之,平旦服。若下少,病不除者,明日更服,加半钱,得快下利后,糜粥自养。

太阳病,医发汗,遂发热恶寒,因复下之,心下痞,表里俱虚,阴阳气并竭,无阳则阴独,复加烧针,因胸烦,面色青黄,肤瞤者难治;今色微黄,手足温者,易愈。

心下痞,按之濡,其脉关上浮大①(通行本阙)者,大黄黄连泻心汤主之。

◎大黄黄连泻心汤方

大黄二两　黄连一两　黄芩一两(通行本阙黄芩)

上三味,以麻沸汤二升渍之,须臾,绞去滓,内附子汁,分温再服。

---

① 其脉关上浮大:关脉浮大。

心下痞,而复恶寒汗出者,附子泻心汤主之。

◎**附子泻心汤方**

大黄二两　黄连一两　黄芩一两　附子一枚,炮,去皮,破,别煮取汁

上四味,切三味,以麻沸汤①二升渍之,须臾,绞去滓,内附子汁,分温再服。

本以下之,故心下痞,与泻心汤;痞不解,其人渴而口躁烦,小便不利者,五苓散主之(一方云忍之一日,乃愈)。

伤寒汗出解之后,胃中不和,心下痞硬,干噫食臭②,胁下③有水气,腹中雷鸣下利者,生姜泻心汤主之。

◎**生姜泻心汤方**

生姜四两,切　甘草三两,炙　人参三两　干姜一两　黄芩三两　半夏半升,洗　黄连一两　大枣十二枚,擘

上八味,以水一斗,煮取六升,去滓,再煎取三升,温服一升,日三服(通行本多附子泻心汤。本云加附子半夏泻心汤、甘草泻心汤,同体别名耳。生姜泻心汤,本云理中人参、黄芩并泻肝法五十字)。

伤寒中风,医反下之,其人下利,日数十行,谷不化,腹中雷鸣,心下痞硬而满,干呕心烦不得安。医见心下痞,谓病不尽,复下之,其痞益甚,此非结热,但以胃中虚,客气上逆,故使硬也,甘草泻心汤主之。

◎**甘草泻心汤方**

甘草四两,炙　黄芩三两　干姜三两　人参三两(通行本阙)　半夏半升,洗　大枣十二枚,擘　黄连一两

上七味,以水一斗,煮取六升,去滓,再煎,取三升,温服一升,日三服。

伤寒,服汤药,下利不止,心下痞硬,服泻心汤已,复以他药下之,利不止,医以理中与之,利益甚。理中者,理中焦,此利在下焦。赤石脂禹余粮汤主之。复不止者,当利其小便。

◎**赤石脂禹余粮汤方**

赤石脂一斤,碎　太一禹余粮一斤,碎

上二味,以水六升,煮取二升,去滓,分温三服。

伤寒,吐下后,发汗,虚烦,脉甚微。八九日,心下痞硬,胁下痛,气上冲咽喉,眩冒,经脉动惕④者,久而成痿。

伤寒发汗,若吐若下解后,心下痞硬,噫气⑤不除者,旋覆代赭汤主之。

◎**旋覆代赭汤方**

旋覆花三两　人参二两　生姜五两　代赭一两　甘草三两,炙　半夏半升,洗　大枣十二枚,擘

上七味,以水一斗,煮取六升,去滓,再煎取三升,温服一升,日三服。

下后不可更行桂枝汤。若汗出而喘,无大热者,可与麻黄杏子甘草石膏汤。

---

① 麻沸汤:钱潢曰"麻沸汤者,言汤沸时,泛沫之多,其乱如麻也"。

② 干噫:干哕,干呕。《音义》"噫,哕,气仵也。"食臭:食物的气味。

③ 胁下:柯韵伯"胁下即腹中也。"

④ 惕:跳动。

⑤ 噫气:嗳气。

◎**麻黄杏子甘草石膏汤方**

麻黄四两　杏仁五十个,去皮尖　甘草二两,炙　石膏半斤,碎,绵裹

上四味,以水七升,先煮麻黄,减二升,去白沫,内诸药煮取三升,去滓,温服一升(通行本多本云黄耳杯五字)。

太阳病,外证未除,而数下之,遂协热而利。利下不止,心下痞硬,表里不解者,桂枝人参汤主之。

◎**桂枝人参汤方**

桂枝四两,别切　甘草四两,炙　白术三两　人参三两　干姜三两

上五味,以水九升,先煮四味,取五升,内桂,更煮取三升,去滓,温服一升,日再夜一服。

伤寒大下后,复发汗,心下痞,恶寒者,表未解也,不可攻痞,当先解表,表解乃可攻痞。解表宜桂枝汤,攻痞宜大黄黄连泻心汤。

◎**桂枝汤方**

桂枝三两　芍药三两　甘草二两　生姜三两,切　大枣十二枚,擘

上五味,以水七升,煮取三升,去滓,温服一升,须臾啜热稀粥一升,以助药力,温覆取汗。

◎**大黄黄连泻心汤方**(见前)

伤寒发热,汗出不解,心下痞硬,呕吐而不(通行本作下)利者,大柴胡汤主之。

病如桂枝证,头不痛,项不强,寸脉微浮,胸中痞硬,气上冲喉咽不得息者,此为胸有寒也,当吐之。宜瓜蒂散。

◎**瓜蒂散方**

瓜蒂一分,熬黄　赤小豆一分

上二味,各别捣筛,为散已,合治之,取一钱匕,以香豉一合,用热汤七合,煮作稀糜,去滓,取汁和散,温顿服之。不吐者,少少加,得快吐乃止。诸亡血、虚家,不可与瓜蒂散。

病胁下素有痞,连在脐傍,痛引少腹,入阴筋①者,此名脏结,死。

伤寒若吐若下后,七八日不解,热结在里,表里俱热,时时恶风,大渴,舌上干燥而烦,欲饮水数升者,白虎加人参汤主之。

◎**白虎加人参汤方**

知母六两　石膏一斤,碎　甘草二两,炙　人参二两　粳米六两

上五味,以水一斗,煮米熟,汤成,去滓,温服一升,日三服(通行本多此方立夏后立秋前乃可服,立秋后不可服,正月二月三月尚凛冷,亦不可与服之,与之则呕利而腹痛,四十字)。诸亡血、虚家亦不可与,得之则腹痛利者,但可温之当愈。

伤寒无大热,口燥渴,心烦,背微恶寒者,白虎加人参汤主之。

伤寒,脉浮发热无汗,其表不解,当发汗(通行本阙)。不可与白虎汤,渴欲饮水无表症者,白虎加人参汤主之。

太阳少阳并病,心下硬,颈项强而眩者,当刺大椎、肺俞、肝俞,慎勿下之。

太阳与少阳合病,自下利者,与黄芩汤;若呕者,黄芩加半夏生姜汤主之。

---

① 阴筋:阴茎。

◎**黄芩汤方**

黄芩三两　芍药二两　甘草二两,炙　大枣十二枚,擘

上四味,以水一斗,煮取三升,去滓,温服一升,日再夜一服。

◎**黄芩加半夏生姜汤方**

黄芩三两　芍药二两　甘草二两,炙　大枣十二枚,擘　半夏半升,洗　生姜一两半,一方三两切

上六味,以水一斗,煮取三升,去滓,温服一升,日再夜一服。

伤寒,胸中有热,胃中有邪气,腹中痛欲呕吐者,黄连汤主之。

◎**黄连汤方**

黄连三两　甘草三两,炙　干姜三两　桂枝三两,去皮　人参二两　半夏半升,洗　大枣十二枚,擘

上七味,以水一斗,煮取六升,去滓,温服,昼三夜二(通行本多疑非仲景方五字。按通行本误入伤寒八九日,风湿相搏,身体疼烦,不能自转侧,桂枝附子汤证一条,及风湿相搏,骨节疼烦,掣痛不能屈伸,甘草附子汤证一条;两条并方治共二百三十二字,今在辨湿病证治篇)。

伤寒脉浮滑,此以表有热,里无(通行本作有)寒,白虎汤主之[①]。

◎**白虎汤方**

知母六两　石膏一斤,碎　甘草二两,炙　粳米六合

上四味,以水一斗,煮米熟,汤成去滓,温服一升,日三服。

伤寒脉结促(通行本促作代),心动悸,炙甘草汤主之。

◎**炙甘草汤方**

甘草四两,炙　生姜三两,切　人参二两　生地黄一斤　桂枝三两,去皮　阿胶二两　麦门冬半升,去心　麻仁半升　大枣三十枚,擘

上九味,以清酒七升,水八升,先煮八味,取三升,去滓,内胶烊消尽,温服一升,日三服,一名复脉汤(通行本多脉按之来缓,时一止复来者,名曰结。又脉来动而中止,更来小数,中有还者反动,名曰结,阴也;脉来动而中止,不能自还,因而复动者,名曰代,阴也。得此脉者,必难治一段,共六十三字,今在平脉法第二,但通行本此条文有错简)。

按:本卷增经文五条,计三百四十字,增方十,计五百十八字,增字三十九,共增八百九十七字,订正十二字,删一百四十一字,又风湿方治二条,计二百三十二字,脉法一段,计六十三字,今分见瘟病证治及平脉法第二。

---

① 伤寒脉浮滑,此以表有热,里无寒,白虎汤主之:与白云阁藏本同。宋本为"伤寒脉浮滑,此以表有热,里有寒,白虎汤主之";康平本为"伤寒脉浮滑,白虎汤主之"。

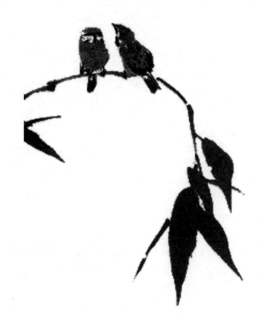

伤寒杂病论卷第九

汉　长沙太守南阳张机仲景述

辨阳明病脉证并治

问曰：病有太阳阳明，有正阳阳明，有少阳阳明，何谓也？答曰：太阳阳明者，脾约①（一云络）是也。正阳阳明者，胃家实是也。少阳阳明者，发汗利小便已，胃中燥烦实，大便难是也。

阳明之为病，胃家实（一作寒）是也。

问曰：何缘得阳明病？答曰：太阳病，若发汗、若下、若利小便，此亡津液，胃中干燥，因转属阳明。不更衣，内实，大便难者，此名阳明也。

问曰：阳明病外证云何？答曰：身热汗自出，不恶寒反恶热也。

问曰：病有得之一日，不发热而恶寒者，何也？答曰：虽得之一日，恶寒将自罢，即自汗出而恶热也。

问曰：恶寒何故自罢？答曰：阳明居中主土也，万物所归，无所复传。始虽恶寒，二日自止，此为阳明也。

本太阳初得病时，发其汗，汗先出不彻，因转属阳明也。伤寒发热无汗，呕不能食，而反汗出濈濈然者，是转属阳明也。

伤寒三日，阳明脉大。

伤寒脉浮而缓，手足自温者，是为系在太阴。太阴者身当发黄；若小便自利者，不能发黄。至七八日大便硬者，为阳明病也。

伤寒转系阳明者，其人濈然微汗出也。

阳明中风，口苦咽干，腹满微喘，发热恶风（通行本误作寒），脉浮而缓（通行本误作紧）；若下之，则腹满小便难也。

阳明病，若能食，名中风；不能食，名中寒。

阳明病，若中寒者，不能食，小便不利，手足濈然汗出，此欲作固瘕②，必大便初硬后溏。所以然者，以胃中冷，水谷不别故也。

阳明病，初欲食，小便反不利，大便自调，其人骨节疼，翕翕如有热状，奄然③发狂，濈然汗出而解者，此水不胜谷气，与汗共并，脉紧则愈。

阳明病欲解时，从申至戌上④。

---

① 脾约：胃气强阳热盛，小便数而肠枯，以致脾之功能为所约束，失其散精作用，表现为小便频数而短少，大便干结如珠。

② 固瘕：溏泄久而不愈也。

③ 奄然：猝然。

④ 申至戌上：15～21时。

阳明病不能食，攻其热必哕①。所以然者，胃中虚冷故也。以其人本虚，攻其热必哕。

阳明病，脉迟，食难用饱，饱则微烦头眩，必小便难，此欲作谷疸，虽下之，腹满如故。所以然者，脉迟故也。

阳明病，法多汗，反无汗，其身如虫行皮中状者，此以久虚故也。

阳明病，反无汗而小便利，二三日呕而咳，手足厥者，必苦头痛；若不咳不呕，手足不厥者，头不痛（一云冬阳明）。

阳明病，但头眩，不恶寒，故能食而咳，其人咽必痛；若不咳者，咽不痛（一云冬阳明）。

阳明病，无汗，小便不利，心中懊憹者，身必发黄。

阳明病，被火，额上微汗出，小便不利者，必发黄。

阳明病，脉浮而短（通行本误作紧）者，必潮热发作有时；但浮者，必自（通行本误作盗）汗出。

阳明病，口燥，但欲漱水不欲咽者，此必衄。

阳明病，本自汗出，医更重发汗，病已差，尚微烦不了了者，此必大便硬故也，以亡津液，胃中干燥，故令大便硬。当问其小便日几行。若本小便日三四行，今日再行，故知大便不久出；今为小便数少，以津液当还入胃中，故知不久必大便也。

伤寒呕多，虽有阳明证，不可攻之。

阳明病，心下硬满者，不可攻之。攻之利遂不止者死，利止者愈。

阳明病，面合色赤②，不可攻之，必发热，色黄者，小便不利也。

阳明病，不吐不下心烦者，可与调胃承气汤。

◎**调胃承气汤方**

甘草二两，炙　芒消半升　大黄四两，清酒洗

上三味，切，以水三升，煮二物至一升，去滓，内芒消，更上微火一二沸，温顿服之，以调胃气。

阳明病，脉实（通行本误作迟），虽汗出不恶寒者，其身必重，短气腹满而喘，有潮热者，此外欲解，可攻里也。手足濈然汗出者，此大便已硬也，大承气汤主之；若汗多，微发热恶寒者，外未解也（一法与桂枝汤），其热不潮，未可与承气汤；若腹大满不通者，可与小承气汤，微和胃气，勿令至大泄下。大承气汤方。

◎**大承气汤方**

大黄四两，酒洗　厚朴半斤，炙，去皮　枳实五枚，炙　芒消三合

上四味，以水一斗，先煮二物，取五升，去滓，内大黄，更煮取二升，去滓，内芒消，更上微火一两沸，分温再服。得下余勿服。

◎**小承气汤方**

大黄四两，酒洗　厚朴二两，炙，去皮　枳实三枚，大者，炙

上三味，以水四升，煮取一升二合，去滓，分温二服。初服汤，当更衣，不尔

---

① 哕：干呕恶心，《音义》"气逆曰哕"。

② 面合色赤：面作红色。《汉书·律历志上》颜注引孟康云"合，作也"。

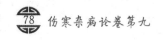

者,尽饮之;若更衣者,勿服之。

阳明病,潮热,大便微硬者,可与大承气汤;不硬者,不可与之。若不大便六七日,恐有燥屎,欲知之法,少与小承气汤,汤入腹中转矢气者,此有燥屎也,乃可攻之;若不转矢气者,此但初头硬,后必溏,不可攻之,攻之必胀满,不能食也,欲饮水者,与水则哕,其后发热者,必大便复硬而少也,以小承气汤和之。不转矢气者,慎不可攻也。小承气汤。

夫实则谵语,虚则郑声。郑声者,重语也,直视、谵语、喘满者死,下利者亦死。

发汗多,若重发汗者,亡其阳,谵语,脉短者死;脉自和者不死。

伤寒,若吐若下后不解,不大便五六日,上至十余日,日晡所发潮热,不恶寒,独语如见鬼状。若剧者,发则不识人,循衣摸床,惕而不安(一云顺衣妄撮,怵惕不安),微喘直视,脉弦者生,涩者死,微者但发热谵语者,大承气汤主之,若一服利,则止后服。

阳明病,其人多汗,以津液外出,胃中燥,大便必硬,硬则谵语,小承气汤主之。若一服谵语止者,更莫复服。

阳明病,谵语,发潮热,脉滑而疾者,小承气汤主之。因与承气汤一升,腹中转气者,更服一升;若不转气者,勿更与之。明日不大便,脉反微涩者,里虚也,为难治,不可更与承气汤也。

阳明病,谵语有潮热,反不能食者,胃中必有燥屎五六枚也。若能食者,但硬耳,宜大承气汤下之。

阳明病,下血谵语者,此为热入血室;但头汗出者,刺期门,随其实而泻之,濈然汗出则愈。

汗出谵语者,以有燥屎在胃中,此为实(通行本误作风)也,须下之,过经乃可下之。下之若早,语言必乱,以表虚里实故也。下之愈,宜大承气汤。

伤寒四五日,脉沉而喘满。沉为在里,而反发其汗,津液越出,大便为难,表虚里虚,久则谵语。

三阳合病,腹满身重,难以转侧,口不仁面垢(又云枯,一云向经),谵语遗尿,自汗者,属白虎汤(通行本汗字下有出字,属白虎汤,作白虎汤主之,错简在手足逆冷句后)。若(通行本在自汗句首)发汗则谵语,下之则额上生汗,手足逆冷。

◎白虎汤方

知母六两　石膏一斤,碎　甘草二两,炙　粳米六合

上四味,以水一斗,煮米熟,汤成去滓,温服一升,日三服。

二阳并病,太阳证罢,但发潮热,手足漐漐汗出,大便难而谵语者,下之则愈,宜大承气汤。

阳明病,脉浮而大(通行本作紧),咽燥口苦,腹满而喘,发热汗出,不恶寒反恶热,身重。若发汗则躁,心愦愦(公对切),反谵语。若加温针,必怵惕烦躁不得眠;若下之则胃中空虚,客气动膈,心中懊侬,舌上胎者,栀子豉汤主之。

◎栀子豉汤方

肥栀子十四枚,擘　香豉四合,绵裹

上二味,以水四升,煮栀子,取二升半,去滓,内豉,更煮取一升半,去滓,分

二服,温进一服。得快吐者,止后服。

若渴欲饮水,口干舌燥者,白虎加人参汤主之。

◎**白虎加人参汤方**

知母六两　石膏一斤,碎　甘草二两,炙　粳米六合　人参三两

上五味,以水一斗,煮米熟,汤成去滓,温服一升,日三服。

若脉浮发热,渴欲饮水,小便不利者,猪苓汤主之。

◎**猪苓汤方**

猪苓去皮　茯苓　泽泻　阿胶　滑石碎,各一两

上五味,以水四升,先煮四味,取二升,去滓,内阿胶烊消,温服七合,日三服。

阳明病,汗出多而渴者,不可与猪苓汤。以汗多胃中燥,猪苓汤复利其小便故也。

脉浮而迟①,表热里寒,下利清谷者,四逆汤主之。

◎**四逆汤方**

甘草二两,炙　干姜一两半　附子一枚,生用,去皮,破八片

上三味,以水三升,煮取一升二合,去滓,分温二服。强人可大附子一枚,干姜三两。

若胃中虚冷不能食者,饮水则哕。

脉浮发热,口干鼻燥,能食者则衄。

阳明病,下之,其外有热,手足温,不结胸,心中懊憹,饥不能食,但头汗出者,栀子豉汤主之。

阳明病,发潮热,大便溏,小便自可,胸胁满不去者,与小柴胡汤。

◎**小柴胡汤方**

柴胡半升,洗　黄芩三两　人参三两　半夏半升,洗　甘草三两,炙　生姜三两,切　大枣十二枚,擘

上七味,以水一斗二升,煮取六升,去滓,再煎取三升,温服一升,日三服。

阳明病,胁下硬满,不大便而呕,舌上白胎者,可与小柴胡汤。上焦得通,津液得下,胃气因和,身濈然汗出而解。

阳明中风,脉弦浮大而短气,腹都满,胁下及心痛,久按之气不通,鼻干不得汗,嗜卧,一身及面目悉黄,小便难,有潮热,时时哕,耳前后肿,刺之小差。外不解,病过十日脉续浮者,与小柴胡汤。

脉但浮无余证者,与麻黄汤;若不尿,腹满加哕者,不治。麻黄汤。

◎**麻黄汤方**

麻黄三两,去节　桂枝二两,去皮　甘草一两,炙　杏仁七十个,去皮尖

上四味,以水九升,煮麻黄,减二升去白沫,内诸药煮取二升半,去滓,温服八合,覆取微似汗。

动作头痛重,热气潮者,属阳明(通行本佚)。

阳明病,津液竭者,虽不大便,不可下,人参干地黄麻仁白蜜煎与之。腹中

---

① 原文无"迟"字,据宋本补。

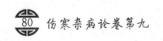

痛者,汤中加厚朴与之(通行本佚)。

◎**人参干地黄麻仁白蜜汤方**

人参一两　干地黄六两　麻仁一升　白蜜八合

上四味,先煎三味,以水一斗,煎取五升,去滓,纳蜜,微火煎十余沸,待小冷,每服一升,日三服,腹中痛者,加厚朴二两,先煎。

阳明病,自汗出,若发汗,小便自利者,此为津液内竭,虽硬不可攻之,当须自欲大便,宜蜜煎导而通之。若土瓜根及大猪胆汁,皆可为导。

◎**蜜煎方**

食蜜七合

上一味,于铜器内,微火煎,当须凝如饴状,搅之勿令焦著,欲可丸,并手捻作挺,令头锐,大如指,长二寸许,当热时急作,冷则硬。以内谷道中,以手急抱,欲大便时,乃去之。

又大猪胆一枚,泻汁,和少许法醋,以灌谷道内,如一食顷,当大便。出宿食恶物甚效。

阳明病,脉迟,汗出多,微恶寒者,表未解也,可发汗,宜桂枝汤。

◎**桂枝汤方**

桂枝三两,去皮　芍药三两　生姜三两　甘草二两,炙　大枣二十枚,擘

上五味,以水七升,煮取三升,去滓,温服一升,须臾,啜热稀粥一升,以助药力,取汗。

阳明病,脉浮无汗而喘者,发汗则愈,宜麻黄汤。

阳明病,发热汗出者,此为热越,不能发黄也。但头汗出,身无汗,剂颈而还,小便不利,渴引水浆者,此为瘀热在里,身必发黄,茵陈蒿汤主之。

◎**茵陈蒿汤方**

茵陈蒿六两　栀子十四枚,擘　大黄二两,去皮

上三味,以水一斗二升,先煮茵陈,减六升,内二味,煮取三升,去滓,分三服,小便当利,尿如皂荚汁状,色正赤,一宿腹减,黄从小便去也。

阳明证,其人喜忘者,必有畜血。所以然者,本有久瘀血,故令喜忘,屎虽硬,大便反易,其色必黑者,宜抵当汤下之。

◎**抵当汤方**

水蛭熬　虻虫去翅、足,熬,各三十个　大黄三两,酒洗　桃仁二十个,去皮尖

上四味,以水五升,煮取三升,去滓,温服一升,不下更服。

阳明病,下之,心中懊憹而烦,胃中有燥屎者,可攻。腹微满,初头硬,后必溏,不可攻之。若有燥屎者,宜大承气汤。

病人不大便五六日,绕脐痛,烦躁,发作有时者,此有燥屎,故使不大便也。

病人烦热,汗出则解,又如疟状,日晡所发热者,属阳明也。脉实者,宜下之;脉浮虚者,宜发汗。下之与大承气汤,发汗宜桂枝汤。

大下后,六七日不大便,烦不解,腹满痛者,此有燥屎也。所以然者,本有宿食故也,宜大承气汤。

病人小便不利,大便乍难乍易,时有微热,喘冒(一作息)不能卧者,有燥屎也,宜大承气汤。

食谷欲呕,属阳明也,吴茱萸汤主之。得汤反剧者,属上焦也。吴茱萸汤。

◎**吴茱萸汤方**

吴茱萸一升,洗　人参三两　生姜六两,切　大枣十二枚,擘

上四味,以水七升,煮取二升,去滓,温服七合,日三服。

太阳病,寸缓关浮尺弱,其人发热,汗出复恶寒,不呕,但心下痞者,此以医下之也。如其不下者,病人不恶寒而渴者,此转属阳明也。小便数者,大便必硬,不更衣十日,无所苦也。渴欲饮水,少少与之,但以法救之。渴而饮水多,小便不利(渴字以下八字,通行本阙)者,宜五苓散。

◎**五苓散方**

猪苓去皮　白术　茯苓各十八铢　泽泻一两六铢　桂枝半两,去皮

上五味为散,白饮和服方寸匕,日三服。

脉阳微而汗出少者,为自和也;汗出多者,为太过。阳脉实,因发其汗,出多者,亦为太过。太过者为阳绝于里,亡津液,大便因硬也。

脉浮而芤,浮为阳,芤为阴,浮芤相搏,胃气生热,其阳则绝。

趺阳脉浮而涩,浮则胃气强,涩则小便数,浮涩相搏,大便则硬,其脾为约,麻子仁丸主之。

◎**麻子仁丸方**

麻子仁二升　芍药半升　枳实半斤,炙　大黄一斤,去皮　厚朴一尺,炙,去皮
杏仁去皮尖,熬一升,别作脂

上六味,蜜和丸,如梧桐子大,饮服十丸,日三服。渐加,以知为度。

太阳病三日,发汗不解,蒸蒸发热者,属胃也,调胃承气汤主之。

伤寒吐后,腹胀满者,与调胃承气汤。

太阳病,若吐、若下、若发汗,微烦小便数,大便因硬者,与小承气汤和之愈。

得病二三日,脉弱,无太阳柴胡证,烦躁心下硬,至四五日,虽能食,以小承气汤少少与微和之,令小安,至六日,与承气汤一升,若不大便六七日,小便少者,虽不受食(一云不大便)但初头硬,后必溏,未定成硬,攻之必溏,须小便利,屎定硬,乃可攻之。宜大承气汤。

伤寒六七日,目中不了了,睛不和,无表里证,大便难,身微热者,此为实也。急下之,宜大承气汤。

阳明病,发热汗多者,急下之,宜大承气汤。

发汗不解,腹满痛者,急下之,宜大承气汤。

腹满不减,减不足言,当下之,宜大承气汤。

阳明少阳合病,必下利。其脉不负者,为顺也;负者失也。互相克贼,名为负也。脉滑而数者,有宿食也,当下之,宜大承气汤。

病人无表里证,发热七八日,虽脉浮数者,可下之。假令已下脉数不解,合热则消谷喜饥,至六七日不大便者,有瘀血,宜抵当汤。

若脉数不解,而下不止,必协热便脓血也。

伤寒发汗已,身目为黄,所以然者,以寒湿(一作温)在里不解故也(通行本多以为二字)。不可下也,于寒湿中求之。

伤寒七八日,身黄如橘子色,小便不利,腹微满者,茵陈蒿汤主之。

伤寒身黄发热者,栀子檗皮汤主之。

◎栀子檗皮汤方

肥栀子十五个,擘　甘草一两,炙　黄檗二两

上三味,以水四升,煮取一升半,去滓,分温再服。

伤寒瘀热在里,身必黄,麻黄连轺赤小豆汤主之。

◎麻黄连轺赤小豆汤方

麻黄二两,去节　连轺二两,连翘根是　杏仁四十个,去皮尖　赤小豆一升　大枣十二枚,擘　生梓白皮切,一升　生姜二两,切　甘草二两

上八味,以潦水一斗,先煮麻黄再沸,去上沫,内诸药煮取三升,去滓,分温三服,半日服尽。

按:本篇增经文二条,计四十九字,增方一,计七十四字,增字八,共增一百三十一字,订正九字,删五字。

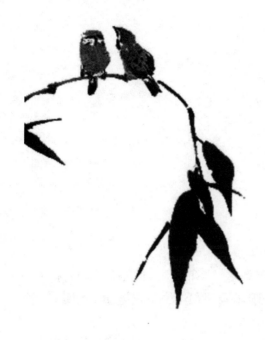

伤寒杂病论卷第十

汉　长沙太守南阳张机仲景述

辨少阳病脉证并治

少阳之为病,口苦、咽干、目眩也。

少阳中风,两耳无所闻,目赤,胸中满而烦者,不可吐下,吐下则悸而惊。

伤寒脉弦细,头痛发热者,属少阳。少阳不可发汗,发汗则谵语,此属胃,胃和则愈,胃不和,烦而躁(通行本作悸)。

本太阳病不解,转入少阳者,胁下硬满,干呕不能食,往来寒热,尚未吐下,脉沉弦(通行本作紧)者,与小柴胡汤。

◎ **小柴胡汤方**

柴胡八两　人参三两　黄芩三两　甘草三两,炙　半夏半升,洗　生姜三两,切

大枣十二枚,擘

上七味,以水一斗二升,煮取六升,去滓,再煎取三升,温服一升,日三服。

少阳病,气上逆,令胁下痛,痛甚则呕逆,此为胆不降也,柴胡芍药枳实甘草汤主之①(通行本佚)。

◎ **柴胡芍药枳实甘草汤方**

柴胡　芍药　枳实破,水渍,炙干　甘草炙

上四味,各十分,捣筛,白饮和服方寸匕,日三服。咳者,加五味子、干姜各五分,并主下利;悸者,加桂枝五分;小便不利者,加茯苓五分;腹中痛者,加附子一枚,炮令坼②;泄利下重者,先以水五升,煮薤白三升,煮取三升,去滓,以散三方寸匕内汤中,煮取一升半,分温再服。

若已吐、下、发汗、温针,谵语,柴胡汤证罢,此为坏病。知犯何逆,以法治之。

三阳合病,脉浮大,上关上,但欲眠睡,目合则汗。

伤寒六七日,无大热,其人躁烦者,此为阳去入阴故也。

伤寒三日,三阳为尽,三阴当受邪。其人反能食而不呕,此为三阴不受邪也。

伤寒三日,少阳脉小者,欲已也。

少阳病欲解时,从寅至辰上③。

按:本篇增经文一条,计三十二字,订正二字。

---

① 柴胡芍药枳实甘草汤:通行本误作四逆散,见少阴篇。

② 坼(chè):意为分裂、裂开。

③ 寅至辰上:3~9时。

辨太阴病脉证并治

太阴之为病,腹满而吐,食不下,自利益甚,时腹自痛。若下之,必胸下结硬。

太阴中风,四肢烦疼,阳微阴濇而长①者,为欲愈。

太阴病脉浮者,可发汗,宜桂枝汤。

◎**桂枝汤方**

桂枝三两,去皮　芍药三两　甘草二两　生姜三两,切　大枣十二枚,擘

上五味,以水七升,煮取三升,去滓,温服一升。须臾,啜热稀粥一升,以助药力,温覆取汗。

自利不渴者,属太阴,以其脏有寒故也。当温之,宜服四逆辈。

伤寒脉浮而缓,手足自温者,系在太阴。太阴当发身黄,若小便自利者,不能发黄,至七八日,虽暴烦下利,日十余行,必自止,以脾家实,腐秽当去故也。

本太阳病,医反下之,因而腹满时痛者,属太阴也,桂枝加芍药汤主之。大实痛者,桂枝加大黄汤主之。

◎**桂枝加芍药汤方**

桂枝三两,去皮　芍药六两　甘草二两,炙　大枣十二枚,擘　生姜三两,切

上五味,以水七升,煮取三升,去滓,温分三服。本云桂枝汤,今加芍药。

◎**桂枝加大黄汤方**

桂枝三两,去皮　大黄二两　芍药六两　生姜三两,切　甘草二两,炙　大枣十二枚,擘

上六味,以水七升,煮取三升,去滓,温服一升,日三服。

太阴为病,脉弱,其人续自便利,设当行大黄芍药者,宜减之。以其人胃气弱,易动故也(下利者,先煎芍药三沸)。

太阴病,大便反硬,腹中胀满,此为食不化,脉当浮而濇,宜白术干姜枳实白蜜汤主之。若不胀满,短气,此为脾气陷,脉当下坠,宜黄芪五物汤加干姜半夏主之(通行本佚)。

◎**白术干姜枳实白蜜汤方**

白术三两　干姜三两　枳实一两半　白蜜二两

上四味,先煎三味,以水六升,煮取三升,去滓,内白蜜烊消,温服一升,日再服。

---

① 阳微阴濇而长:寸脉微,尺脉涩长。

◎黄芪五物汤加干姜半夏方

黄芪三两　芍药三两　桂枝三两　生姜六两　大枣十二枚,擘　干姜三两　半夏半升

上七味,以水六升,煮取二升,温服七合,日三服。

太阴病,渴欲饮水,饮水即吐,此为水隔在上,脉当浮弦而濇,干姜半夏竹茹茯苓汤主之(通行本佚)。

◎干姜半夏竹茹茯苓汤方

干姜二两　半夏一升　竹茹一两半　茯苓四两

上四味,以水四升,煮取二升,温服一升,日可三四服,得吐止为度。

太阴病,下利口渴,发热汗出,此为脾津竭,脉当虚数而濇,人参白术生姜大枣甘草饴胶汤主之(通行本佚)。

◎人参白术生姜大枣甘草饴胶汤方

人参三两　白术三两　生姜一两半,切　大枣十二枚　甘草二两,炙　饴胶一升

上六味,以水七升,煮取三升,去滓,内饴,更上微火消解,温服一升,日三服。

太阴病,不下利、吐逆,但腹中苦胀,此为脾气结,脉当大而滑,宜厚朴枳实半夏知母汤主之(通行本佚)。

◎厚朴枳实半夏知母汤方

厚朴二两,炙,去皮　枳实三枚,大者炙　半夏一升　知母三两

上四味,以水四升,煮取二升,温服一升,日再服,得大便快利,腹胀即减。虚者禁与。

太阴病,不腹满,不吐呕,但利不自觉,此为脾阳衰,脉当濡而濇,宜人参干姜蜀椒甘草汤主之(通行本佚)。

◎人参干姜蜀椒甘草汤方

人参三两　干姜三两　蜀椒二两　甘草二两,炙

上四味,以水三升,煮取一升,去滓,分温再服。复利不止者,加黄芪三两,附子一枚。

太阴病,恶风,欲吐不吐,下利时甚时疏,此为脾受风,脉当浮而濇,宜茯苓白术桂枝半夏生姜汤主之(通行本佚)。

◎茯苓白术桂枝半夏生姜汤方

茯苓三两　白术三两　桂枝三两　半夏一升　生姜三两,切

上五味,以水六升,煮取二升,去滓,温服一升,日再服。

太阴病,恶寒吐逆,腹中冷痛,雷鸣下利,此为脾受寒,脉当紧而弱,干姜附子麻黄薤白汤主之(通行本佚)。

◎干姜附子麻黄薤白汤方

干姜三两　附子一枚,炮　麻黄一两　薤白三两

上四味,以水五升,先煮干姜、附子,取二升,内麻黄、薤白,煮取一升半,分温再服。

咳发于肺,不独肺病,所以然者,肺司气,五脏受邪欲作咳,必先动气,令气逆也。五脏为咳,各有其气,欲分受气,必平脉息,为子条纪,传与后贤(通行本

佚）。

肺咳脉短濇。假令浮短而濇,知受风邪;浮短而紧,知受寒邪;浮短而数,知受热邪;浮短而急,知受燥邪;短濇而濡,知受湿邪(通行本佚)。

心咳脉大散。假令浮大而散,知受风邪;紧大而散,知受寒邪;数大而散,知受热邪;急大而散,知受燥邪;大散而濡,知受湿邪(通行本佚)。

肝咳脉弦濇。假令浮而弦,知受风邪;弦而紧,知受寒邪;弦而数,知受热邪;弦而急,知受燥邪;弦而濡,知受湿邪(通行本佚)。

脾咳脉濡濇。假令浮濡而濇,知受风邪;濡濇而紧,知受寒邪;濡而数,知受热邪;濡而急,知受燥邪;濡而滞,知受湿邪(通行本佚)。

肾咳脉沉濡。假令沉濡时一浮,知受风邪;沉濡时一紧,知受寒邪;沉而数,知受热邪;沉而急,知受燥邪;沉濡而滞,知受湿邪(通行本佚)。

痰饮之为咳,不得卧,卧则谵语,此为实;不能言,言则气短,此为虚。咳病多端,治无定法,邪异脉变,以意揣之,随证处方,自可万全(通行本佚)。

病宿食,脉滑而实者,可下之,宜承气汤;但滑者,宜引导之,厚朴茯苓半夏麳麦①豆黄卷汤主之。便溏者,加白术与之(通行本佚)。

◎厚朴茯苓半夏麳麦豆黄卷汤方

厚朴二两　茯苓三两　半夏半升　麳麦三两,水浸取芽,火上炒香　豆卷一两
粳米五合,炒微黑　生姜一两,切

上七味,以水六升,煎取三升,温服一升,日三服。

太阴病,欲解时,从亥至丑上②。

按:本篇增经文十五条,计六百五十二字,增方八,计四百十七字,共增一千零六十九字。

按:本卷共增经文十六条,计六百八十四字,增方八,计四百十七字,共增一千一百零一字,订正二字。

---

① 麳:即"面"的异体字,下同。麳麦:麦芽。
② 亥至丑上:21～3时。

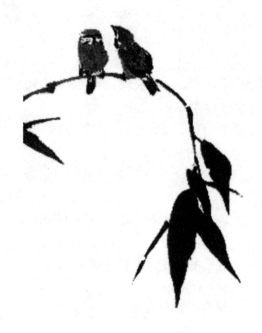

伤寒杂病论卷第十一

汉　长沙太守南阳张机仲景述

辨少阴病脉证并治

少阴之为病，脉微细，但欲寐也。

少阴病，欲吐不吐，心烦但欲寐，五六日，自利而渴者，属少阴也，虚故饮水自救。若小便色白者，少阴病形悉具。小便白者，以下焦虚，有寒，不能制水，故令色白也。

病人脉阴阳俱紧，反汗出者，亡阳也。此属少阴，法当咽痛，而复吐利。

少阴病，咳而下利、谵语者，被火气劫故也，小便必难。以强责少阴汗也。

少阴病，脉细沉数，病为在里，不可发汗。

少阴病，脉微，不可发汗，亡阳故也。阳已虚，尺脉弱濇者，复不可下之。

少阴病，脉紧，至七八日，自下利，脉暴微，手足反温，脉紧反去者，为欲解也。虽烦下利，必自愈。

少阴病，下利，若利自止，恶寒而踡卧^①，手足温者，可治。

少阴病，恶寒而蜷，时自烦，欲去衣被者，可治。

少阴中风，脉阳微阴浮者，为欲愈。若烦躁，不得卧者，为未愈也（若烦躁，不得卧者二句，通行本阙）。

少阴病欲解时，从子至寅上^②。

少阴病，吐利，手足不逆冷，反发热者不死。脉不至者，灸少阴^③七壮。

少阴病，八九日，一身手足尽热者，以热在膀胱，必便血也。

少阴病，但厥无汗，而强发之，必动其血，未知从何道出，或从口鼻，或从目出者。是名下厥上竭，为难治。

少阴病，恶寒身蜷而利，手足逆冷者，不治。

少阴病，吐、利、躁、烦、四逆者，死。

少阴病，下利止而头眩，时时自冒^④者死。

少阴病，四逆，恶寒而身蜷，脉不至，不烦而躁者死（一作吐利而躁逆者死）。

少阴病，六七日，息高者死。

少阴病，脉微细沉，但欲卧，汗出不烦，自欲吐，至五六日，自利，复烦躁不得卧寐者死。

少阴病，始得之，反发热，脉沉者，麻黄细辛附子汤主之。

---

① 踡（quán）卧：蜷曲而卧，形容病人极其恶寒。

② 子至寅上：23～5 时。

③ 灸少阴：灸少阴经穴位，如太溪、复溜、涌泉、气海。

④ 时时自冒：间歇昏迷，时清时寐。

◎麻黄细辛附子汤方

麻黄二两,去节　细辛二两　附子一枚,炮,去皮,破八片

上三味,以水一斗,先煮麻黄,减二升,去上沫,内诸药煮取三升,去滓,温服一升,日三服。

少阴病,得之二三日,麻黄附子甘草汤微发汗。以二三日无里证,故微发汗也。

◎麻黄附子甘草汤方

麻黄二两,去节　附子一枚,炮,去皮,破八片　甘草二两,炙

上三味,以水七升,先煮麻黄一两沸,去上沫,内诸药煮取三升,去滓,温服一升,日三服。

少阴病,得之二三日以上,心中烦,不得卧,黄连阿胶汤主之。

◎黄连阿胶汤方

黄连四两　黄芩二两　芍药二两　鸡子黄二枚　阿胶三两,一云三挺

上五味,以水六升,先煮三物,取二升去滓,内胶烊尽,小冷,内鸡子黄,搅令相得,温服七合,日三服。

少阴病,得之一二日,口中和,其背恶寒者,当灸之①,附子汤主之。

◎附子汤方

附子二枚,炮,去皮,破八片　茯苓三两　人参二两　白术四两　芍药三两

上五味,以水八升,煮取三升,去滓,温服一升,日三服。

少阴病,脉浮而弱,弱则血不足,浮则为风,风血相搏,则疼痛如掣,宜桂枝汤加当归主之(方治通行本阙)。

◎桂枝汤加当归方

即前桂枝汤,加当归二两(通行本阙)。

少阴病,身体痛,手足寒,骨节痛,脉沉者,附子汤主之。

少阴病,下利,便脓血者,桃花汤主之。

◎桃花汤②方

赤石脂一斤,一半全用,一半筛末　干姜一两　粳米一升

上三味,以水七升,煮米令熟,去滓,温服七合。内赤石脂末方寸匕,日三服。若一服愈,余勿服。

少阴病,二三日至四五日,腹痛小便不利,下利不止,便脓血者,桃花汤主之。

少阴病,下利便脓血者,可刺③。

少阴病,吐利,手足逆冷,烦躁欲死者,吴茱萸汤主之。

◎吴茱萸汤方

吴茱萸一升　人参二两　生姜六两　大枣十二枚,擘

上四味,以水七升,煮取二升,去滓,温服七合,日三服。

---

① 灸之:陈念祖谓灸膈关、灸关元。

② 桃花汤:主药赤石脂又名桃花石,故名桃花汤。

③ 可刺:仲景未明刺何处,常器之说可刺足少阴幽门、交信。

少阴病,下痢,咽中干(通行本阙中干二字)痛,胸满心烦,猪肤汤主之。

◎**猪肤汤方**

猪肤一斤

上一味,以水一斗,煮取五升,去滓,加白蜜一升,白粉①五合,熬香和令相得,温分六服。

少阴病,二三日,咽中肿(中肿二字,通行本阙)痛者,可与甘草汤;不差,与桔梗汤。

◎**甘草汤方**

甘草二两,不炙

上一味,以水三升,煮取一升半,去滓,温服七合,日二服。

◎**桔梗汤方**

桔梗一两　甘草二两

上二味,以水三升,煮取一升,去滓,温分再服。

少阴病,咽中伤,生疮,痛引喉旁(通行本阙),不能语言,声不出者,苦酒汤主之。

◎**苦酒汤方**

半夏洗,破如枣核,十四枚　鸡子一枚,去黄,内上苦酒②著鸡子壳中

上二味,内半夏著苦酒中,以鸡子壳,置刀环③中,安火上,令三沸,去滓,少少含咽之。不差,更作三剂。

少阴病,咽中痛,痰饮气逆(通行本阙),半夏散及汤主之。

◎**半夏散及汤方**

半夏洗　桂枝去皮　甘草炙

上三味,等分,各别捣筛,已合治之,白饮和服方寸匕,日三服。若不能散服者,以水一升,煎七沸,内散两方寸匕,更煮三沸,下火令小冷,少少咽之。

凡少阴病,有咽痛者,脉必虚数而细(通行本佚)。

少阴病,下利,白通④汤主之。

◎**白通汤方**

葱白四茎　干姜一两　附子一枚,生,去皮,破八片

方三味,以水三升,煮取一升,去滓,分温再服。

少阴病,下利,脉微者,与白通汤利不止,厥逆无脉,干呕烦者,白通加猪胆汁汤主之。服汤脉暴出者死,微续者生。白通加猪胆汤方(白通汤用上方)。

◎**白通加猪胆汤方**

葱白四茎　干姜一两　附子一枚,生,去皮,破八片　人尿五合　猪胆汁一合

上五味,以水三升,煮取一升,去滓,内胆汁、人尿,和令相得,分温再服,若无胆亦可用。

---

① 白粉:王好古谓白米粉。

② 上苦酒:上等米醋。

③ 刀环:刀币柄端的金属环。

④ 白通:山田宗俊"白通,即人尿也"。

少阴病，二三日不已，至四五日，腹痛，小便不利，四肢沉重疼痛，自下利者，此为有水气，其人或咳，或小便利，或下利，或呕者，真武汤主之。

◎**真武汤方**

茯苓三两　芍药三两　白术二两　生姜三两，切　附子一枚，炮，去皮，破八片

上五味，以水八升，煮取三升，去滓，温服七合，日三服。若咳者，加五味半升，细辛一两、干姜一两；若小便利者，去茯苓；若下利者，去芍药，加干姜二两；若呕者，去附子，加生姜，足前为半斤。

少阴病，下利清谷，里寒外热，手足厥逆，脉微欲绝，身反不恶寒，其人面色赤，或腹痛，或干呕，或咽痛，或利止脉不出者，通脉四逆汤主之。

◎**通脉四逆汤方**

甘草二两，炙　附子大者一枚，生用，去皮，破八片　干姜三两，强人可四两　人参二两（通行本阙人参）

上四味，以水三升，煮取一升二合，去滓，分温再服。其脉即出者愈。面色赤者，加葱九茎；腹中痛者，去葱，加芍药二两；呕者，加生姜二两；咽痛者，去芍药，加桔梗一两；利止脉不出者，去桔梗，加人参二两。病皆与方相应者，乃服之。

少阴病，四逆，其人或咳，或悸，或小便不利，或腹中痛，或泄利下重者，四逆散主之。

◎**四逆散方**，即四逆汤中四味为散。

少阴病，下利，六七日，咳而呕渴，心烦不得眠者，猪苓汤主之。

◎**猪苓汤方**

猪苓去皮　茯苓　阿胶　泽泻　滑石各一两

上五味，以水四升，先煮四物，取二升，去滓，内胶烊尽，温服七合，日三服。

少阴病，得之二三日，口燥咽干者，急下之，宜大承气汤。

◎**大承气汤方**

枳实五枚，炙　厚朴半斤，去皮，炙　大黄四两，酒洗　芒消三合

上四味，以水一斗，先煮二味，取五升，去滓，内大黄，更煮取二升，去滓，内芒消，更上火令一二沸，分温再服。一服得利，止后服。

少阴病，自利清水，色纯青，心下必痛，口干燥者，可下之，宜大柴胡汤大承气汤。

少阴病，六七日，腹胀不大便者，急下之，宜大承气汤。

少阴病，脉沉者，急温之，宜四逆汤。

◎**四逆汤方**

甘草二两，炙　干姜一两半　附子一枚，生用，去皮，破八片

上三味，以水三升，煮取一升二合，去滓，分温再服。强人可大附子一枚，干姜三两。

少阴病，饮食入口则吐，心中温温，欲吐复不能吐，始得之，手足寒，脉弦迟者，此胸中实，不可下也，当吐之。若膈上有寒饮干呕者，不①可吐也，当温之，

---

① 原文无"不"字，据宋本加。

宜四逆汤（方依上法）。

少阴病，下利，脉微涩，呕而汗出，必数更衣；反少者，当温其上，灸之①（脉经云：灸厥阴可五十壮）。

按：本篇增经文一条，订正经文四条，增方一，订正方一，共增七十五字。

---

①　温其上，灸之：温患者身体上部，如灸百会、神阙等。

辨厥阴病脉证并治

厥阴之为病,消渴,气上撞心,心中疼热,饥而不欲食,食则吐蛔,下之利不止。

厥阴中风,脉微浮为欲愈;不浮,为未愈。若手足拘急①,亦为未愈也(为未愈以下两句,通行本阙)。

厥阴病欲解时,从丑至卯上②。

厥阴病,渴欲饮水者,少少与之愈。

诸四逆厥者,不可下之,虚家亦然。

伤寒,先厥后发热而利者,必自止。见厥复利。

伤寒,始发热六日,厥反九日而利。凡厥、利者,当不能食,今反能食者,恐为除中(一云消中)。食以索饼③,不发热者,知胃气尚在,必愈,恐暴热来,出而复去也。后日脉之,其热续在者,期之旦日夜半愈。所以然者,本发热六日,厥反九日,复发热三日,并前六日,亦为九日,与厥相应,故期之旦日夜半愈。后三日脉之而脉数,其热不罢者,此为热气有余,必发痈脓也。

伤寒脉迟,六七日,而反与黄芩汤彻其热。脉迟为寒,今与黄芩汤复除其热,腹中应冷,当不能食;今反能食,此名除中。必死。

伤寒,先厥后发热,下利必自止,而反汗出咽中痛者,其喉为痹。发热无汗而利,必自止,若不止,必便脓血。便脓血者,其喉不痹。

伤寒,一二日至四五日,厥者必发热,前热者后必厥,厥深者热亦深,厥微者热亦微,厥应下之,而反发汗者,必口伤烂赤。

伤寒病,厥五日,热亦五日,设六日,当复厥,不厥者自愈。厥终不过五日,以热五日,故知自愈。

凡厥者,阴阳气不相顺接,便为厥。厥者,手足逆冷者是也。

伤寒脉微而厥,至七八日,肤冷,其人躁无暂安时者,此为脏厥,非蛔厥也。蛔厥者,其人当吐蛔。今病者静,而复时烦者,此为脏寒。蛔上入其膈,故烦,须臾即止,得食而呕,又烦者,蛔闻食臭出,其人当自吐蛔。蛔厥者,乌梅丸主之。又主久利。

◎乌梅丸方

乌梅三百枚　细辛六两　干姜十两　黄连十六两　当归四两　附子六两,炮,去

---

① 手足拘急:手足关节痉挛或挛缩变形。
② 丑至卯上:1～7时。
③ 索饼:宽的面条,南阳民间的一种面食,煮熟后不加任何调料及盐,又称甜面片。

皮　蜀椒四两,出汗　桂枝六两,去皮　人参六两　黄檗六两

上十味,异捣筛,合治之。以苦酒渍乌梅一宿,去核,蒸之,五斗米下,饭熟捣成泥,和药令相得,内臼中,与蜜杵二千下,丸如梧桐子大,先食饮服①十丸,日三服,稍加至二十丸。禁生冷、滑物、臭食等。

伤寒热少微厥,指(一作稍)头寒,嘿嘿不欲食,烦躁数日,小便利,色白者,此热除也,欲得食,其病为愈。若厥而呕,胸胁烦满者,其后必便血。

病者手足厥冷,言我不结胸,小腹满,按之痛者,此冷结在膀胱关元也。

伤寒,发热四日,厥反三日,复热四日,厥少热多者,其病当愈。四日至七日,热不除者,必便脓血。

伤寒,厥四日,热反三日,复厥五日,其病为进。寒多热少,阳气退,故为进也。

伤寒,六七日,脉微,手足厥冷,烦躁,灸厥阴,厥不还者,死。

伤寒发热,下利至甚,厥不止者,死。

伤寒六七日,不利,便发热而利,其人汗出不止者,死。有阴无阳故也。

伤寒五六日,不结胸,腹濡,脉虚复厥者,不可下。此亡血,下之死。

发热而厥,七日,下利者,为难治。

伤寒脉促,手足厥逆,可灸之(促一作纵)。

伤寒脉滑而厥者,里有热,白虎汤主之。

◎白虎汤方

知母六合　石膏一斤,碎,绵裹　甘草二两,炙　粳米六合

上四味,以水一斗,煮米熟,汤成去滓,温服一升,日三服。

手足厥寒,脉细欲绝者,当归四逆汤主之(通行本方缺人参、附子)。

◎当归四逆汤方

当归三两　桂枝三两,去皮　芍药三两　人参四两　细辛三两　甘草二两,炙
通草二两　附子一枚　大枣二十五枚,擘,一法十二枚

上九味,以水八升,煮取三升,去滓,温服一升,日三服。

若其人内有久寒者,宜当归四逆加吴茱萸生姜汤。

◎当归四逆加吴茱萸生姜汤方

当归三两　芍药三两　甘草二两,炙　人参四两　通草二两　桂枝三两,去皮
细辛三两　附子一枚　吴茱萸二升　生姜半斤,切　大枣二十五枚,擘

上十一味,以水六升,清酒六升,和煮取五升,去滓,温分五服(一方水酒各四升)。

大汗出,热不去,内拘急,四肢疼,又下利,厥逆而恶寒者,四逆汤主之。

◎四逆汤方

人参二两　甘草二两,炙　干姜一两半　附子一枚,生用,去皮,破八片

上四味,以水三升,煮取一升二合,去滓,分温再服。若强人可用大附子一枚,干姜三两。

大汗若大下利,而厥冷者,四逆汤主之。

① 先食饮服:空腹温开水送服。

病人手足厥冷,脉乍紧者,邪结在胸中。心下满而烦,饥不能食者,病在胸中,当须吐之,宜瓜蒂散。

◎**瓜蒂散方**

瓜蒂　赤小豆

上二味,各等分,异捣筛,合内臼中更治之,别以香豉一合,用热汤七合,煮作稀糜,去滓,取汁,和散一钱匕,温顿服之。不吐者,少少加,得快吐乃止。诸亡血虚家,不可与瓜蒂散。

伤寒厥而心下悸,宜先治水,当服茯苓甘草汤。

◎**茯苓甘草汤方**

茯苓二两　甘草一两,炙　生姜三两,切　桂枝二两,去皮

上四味,以水四升,煮取二升,去滓,分温三服。

伤寒六七日,大下后,寸脉沉而迟,手足厥逆,下部脉不至,咽喉不利,唾脓血,泄利不止者,为难治。宜人参附子干姜阿胶半夏柏叶汤主之。不差,复以鹿茸附子人参干姜汤救之。

◎**人参附子干姜阿胶半夏柏叶汤方**

人参二两　附子一枚,炮,切八片　干姜二两,炮　半夏半升　阿胶二两　柏叶三两

上六味,以水六升,煮取二升,去滓,内胶烊消,温服一升,日再服。

◎**鹿茸附子人参干姜汤方**

鹿茸一钱匕　附子一枚,炮,切八片　干姜三两　人参二两

上四味,以水二升,先煮三味,取一升,去滓,入鹿茸和服。

伤寒四五日,腹中痛,若转气下趣少腹者,此欲自利也。麻黄升麻汤主之(按:麻黄升麻汤,通行本误接上条为难治下)。

◎**麻黄升麻汤方**

麻黄二两半,去节　当归一两一分　升麻一两一分　知母十八铢　芍药六铢　黄芩十八铢　菖蒲十八铢(通行本作葳蕤)　茯苓六铢　白术六铢　桂枝六铢,去皮　干姜六铢　石膏六铢,碎,绵裹　甘草六铢,炙(按:本方通行本多天门冬一味,注用六铢,去心)

上十三味,以水一斗,先煮麻黄一两沸,去上沫,内诸药煮取三升,去滓,分温三服,相去如炊三斗米顷,令尽,汗出愈。

伤寒本自寒下,医复吐下之,寒格更逆吐下,若食入口即吐,干姜黄芩黄连人参汤主之。

◎**干姜黄芩黄连人参汤方**

干姜　黄芩　黄连　人参各三两

上四味,以水六升,煮取二升,去滓,分温再服。

下利有微热而渴,脉弱者,今自愈。

下利,脉数有微热,汗出,今自愈。设复紧,为未解(一云设脉浮复紧)。

下利,手足厥冷,无脉者,灸之不温,若脉不还,反微喘者,死。少阴负趺阳者,为顺也。

下利,寸脉反浮数,尺中自濇者,必清脓血。柏叶阿胶干姜丹皮汤主之。

◎柏叶阿胶干姜丹皮汤方

柏叶三两　阿胶二两　干姜二两,炮　丹皮三两

上四味,以水三升,先煮三味,煮取二升,去滓,内胶烊消,温服一升,日再服。

下利清谷,不可攻表,汗出必胀满。

下利,脉沉弦者,下重也。脉大者,为未止;脉微弱数者,为欲自止,虽发热不死。

下利,脉沉而迟,其人面少赤,身有微热,下利清谷者,必郁冒汗出而解,病人必微厥。所以然者,其面戴阳,下虚故也。

下利,脉数而渴者,今自愈。设不差,必清脓血,以有热故也。

下利后,脉绝,手足厥冷,晬时脉还,手足温者生,脉不还者死。

伤寒下利,日十余行,脉反实者死。

下利清谷,里寒外热,汗出而厥者,通脉四逆汤主之。

◎通脉四逆汤方

人参二两　甘草二两,炙　附子大者一枚,生,去皮,破八片　干姜三两,强人可四两

上四味,以水三升,煮取一升二合,去滓,分温再服,其脉即出者愈。

热利下重者,白头翁汤主之。

◎白头翁汤方

白头翁二两　黄檗三两　黄连三两　秦皮三两

上四味,以水七升,煮取二升,去滓,温服一升。不愈,更服一升。

下利腹胀满,身体疼痛者,先温其里,乃攻其表。温里宜四逆汤,攻表宜桂枝汤。

◎桂枝汤方

桂枝三两,去皮　芍药三两　甘草二两　生姜三两,切　大枣十二枚,擘

上五味,以水七升,煮取三升,去滓,温服一升,须臾,啜热稀粥一升,以助药力。

下利欲饮水者,以有热故也,白头翁汤主之。

下利谵语者,有燥屎也,宜小承气汤。

◎小承气汤方

大黄四两,酒洗　枳实三枚,炙　厚朴二两,去皮,炙

上三味,以水四升,煮取一升二合,去滓,分二服。初一服,谵语止,若更衣者,停后服,不尔,尽服之。

下利后更烦,按之心下濡者,为虚烦也,宜栀子豉汤。

◎栀子豉汤方

肥栀子十四个,擘　香豉四合,绵裹

上二味,以水四升,先煮栀子,取二升半,内豉,更煮取一升半,去滓,分再服,一服得吐,止后服。

呕家有痈脓者,不可治呕,脓尽自愈。

呕而脉弱,小便复利,身有微热见厥者,难治。四逆汤主之。

干呕吐涎沫,头痛者,吴茱萸汤主之。

◎**吴茱萸汤方**

吴茱萸一升,汤洗七遍　人参三两　大枣十二枚,擘　生姜六两,切

上四味,以水七升,煮取二升,去滓,温服七合,日三服。

呕而发热者,小柴胡汤主之。

◎**小柴胡汤方**

柴胡八两　黄芩三两　人参三两　甘草三两,炙　半夏半升,洗　生姜三两,切
大枣十二枚,擘

上七味,以水一斗二升,煮取六升,去滓,更煎,取三升,温服一升,日三服。

伤寒,大吐大下之,极虚复极汗者,其人外气怫郁,复与之水以发其汗,因得
哕。所以然者,胃中寒冷故也。

伤寒,哕而腹满,视其前后,知何部不利,利之即愈。

便脓血,相传为病者,名曰时利,此病多发于秋。秋令燥,移燥于血,血燥相
搏,其病乃成,脉当浮弦而濇,宜桂枝当归阿胶茯苓黄芩半夏汤主之。若弦数
者,加黄连与之;得汤则呕者,去黄连加干姜与之。腹中胀满者,加厚朴与之。
假令发汗热者,表未解也,当先解外,此治时利之大法也(通行本佚)。

◎**桂枝当归阿胶茯苓黄芩半夏汤方**

桂枝二两　当归三两　阿胶一两半　茯苓三两　半夏一升,洗①　黄芩三两
芍药二两半

上七味,以水一斗,先煮六物,取五升,去滓,内胶烊尽,分温三服。若胸中
有热者,加黄连三两;得汤呕者,去黄连,加干姜二两;腹中胀满者,加厚朴二两,
外有寒热者,方中去阿胶,加柴胡四两,生姜二两,大枣十二枚;热多者去桂。

按:本篇增经文一条,计一百零九字,增方五,计三百四十六字,订正方二,
计十八字,删八字,共增四百七十三字。

按:本卷共增经文二条,增方六,订正经文四条,订正方三,共增五百四十八
字,删八字。

---

① 原文缺,据《伤寒杂病论义疏》补。

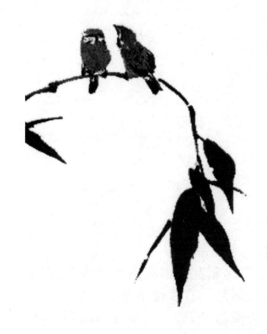

伤寒杂病论卷第十二

汉　长沙太守南阳张机仲景述

辨霍乱脉证并治

问曰:病有霍乱者何? 答曰:呕吐而利,此名霍乱[1]。

师曰:霍乱属太阴,霍乱必吐利,吐利不必尽霍乱。霍乱由寒热杂合,混乱于中。热气上逆,故吐,寒气下注,故利,故曰霍乱。有饮食不节,拥乱于中,令消化失力,消化失力则升降不利,浊应降而上升故吐,清应升而下降故利,名曰宿食霍乱。乃有霍乱兼少阳少阴暑气疫气者。若胃寒脾湿,亦令吐利,非霍乱也(通行本佚)。

问曰:病发热,头痛身疼恶寒吐利者,此属何病? 答曰:此非(通行本误作为)霍乱。霍乱自吐下,今恶寒身疼(通行本缺此一句,有又利止三字),复更发热,故知非霍乱(通行本缺此五字)也。

霍乱吐呕下利,无寒热,脉濡弱者,理中汤主之(通行本佚)。

◎**理中汤方**

人参　白术　甘草　干姜各三两

上四味,以水八升,煮取三升,去滓,温服一升,日三服。

霍乱先吐后利,腹中满痛,无寒热,此伤于食,名曰宿食霍乱,脉濡弱而塞者,白术茯苓半夏枳实汤主之(通行本佚)。

◎**白术茯苓半夏枳实汤方**

白术三两　茯苓四两　半夏一升　枳实一两半

上四味,以水六升,煮取二升,去滓,分温三服。吐多者,频服,少少与之。

霍乱,胸中满,欲吐不吐,下利时疏,无寒热,腹中绞痛,脉俱弱,寸口结者,此食停于上,宜烧盐汤吐之,令谷气空虚自愈(通行本佚)。

霍乱,往来寒热,胁下痛,下利吐胆汁,此为兼少阳,脉弱而弦者,小柴胡加白术茯苓汤主之(通行本佚)。

◎**小柴胡加白术茯苓汤方**

柴胡半斤　黄芩三两　人参三两　白术三两　茯苓四两　甘草三两,炙　半夏半升,洗　生姜三两　大枣十二枚,擘

上九味,以水六升,煮取二升,去滓,分温三服,余如小柴胡加减法。

霍乱,吐呕下利清谷,手足厥冷,此为兼少阴,脉沉而迟者,宜四逆汤主之(通行本佚)。

---

[1]　霍乱:霍,突然的、急骤的;乱:混乱。霍乱,突然发生的升降逆乱。曹颖甫"病有霍乱,始见于《汉书·严助传》,所谓夏月暑时,呕泄霍乱之病,相随属者是也。霍乱之名,专以吐利交作言之"。

◎**四逆汤方**

人参二两　干姜一两半　甘草二两,炙　附子一枚,生用,去皮,破八片

上四味,以水三升,煮取一升二合,去滓,分温再服,强人可大附子一枚,干姜三两。

霍乱,吐下发热,必其人脾湿胃燥,此为兼阳明,脉濡弱而大者,宜白术石膏半夏干姜汤主之(通行本佚)。

◎**白术石膏半夏干姜汤方**

白术三两　石膏半斤　半夏半升　干姜二两

上四味,以水六升,煮取二升,去滓,温服六合,日三服。

霍乱,吐甚蛔出,下利时密时疏,身微热,手足厥冷,面色青,此为兼厥阴,脉沉弦而紧者,宜四逆汤加吴茱萸黄连汤主之。若唇青目内陷,或如痉状者,皆不可治(通行本佚)。

◎**四逆汤加吴茱萸黄连汤方**

附子一枚　干姜一两半　甘草二两,炙　人参二两　吴茱萸半升,汤洗七遍　黄连一两

上六味,以水六升,煮取二升,去滓,温服一升,日再服。

霍乱,吐利口渴,汗出短气,此为兼暑气,脉弱而濡者,宜白术茯苓半夏泽泻括蒌根汤主之(通行本佚)。

◎**白术茯苓半夏泽泻括蒌根汤方**

白术三两　茯苓四两　半夏半升　泽泻一两六铢　括蒌根三两

上五味,以水六升,煮取三升,去滓,分温三服,短气甚者,加人参二两。

霍乱兼疫气,必霍乱,死后则尸气流传,相染为病,当按法治之,但剂中宜香气之品以逐之,沉香丁香香蒲入汤佳(通行本佚)。

饮水即吐,食谷则利,此为胃寒,非霍乱也,脉迟而弱,人参干姜半夏生姜汤主之(通行本佚)。

◎**人参干姜半夏生姜汤方**

人参二两　干姜三两　半夏半升　生姜二两

上四味,以水六升,煮取三升,去滓,温服一升,下多者,加术①二两。

腹中胀满而痛,时时上下,痛气上则吐,痛气下则利,此为脾湿,非霍乱也,脉濡弱而滑,茯苓白术泽泻干姜厚朴汤主之(通行本佚)。

◎**茯苓白术泽泻干姜厚朴汤方**

茯苓四两　白术三两　泽泻二两　干姜二两　厚朴一两六铢

上五味,以水八升,煮取三升,去滓,温服一升,日三服。

霍乱证有虚实,因其人本有虚实,证随本转。虚者脉濡弱,实者脉急促,虚者宜理中汤,实者宜黄连黄芩干姜半夏汤主之(通行本佚)。

◎**理中汤方**(见前)

◎**黄连黄芩干姜半夏汤方**

黄连一两　黄芩一两　干姜一两六铢　半夏半升

---

① 加术:原文为"加术",疑为加白术。

上四味,以水五升,煮取三升,去滓,温服一升,随时消息与之,吐利止,停后服。

霍乱转筋,必先其时风湿邪注于筋,脉当濡弱,时一弦急,宜桂枝茯苓细辛白术防己汤主之(通行本佚)。

◎**桂枝茯苓细辛白术防己汤方**

桂枝三两　茯苓三两　细辛一两　白术三两　防己二两

上五味,以水五升,煮取二升,去滓,温服一升。

霍乱已(通行本缺已字),头痛发热,身疼痛,热多欲饮水者,五苓散主之;寒多不用水者,理中丸主之。

◎**五苓散方**

猪苓去皮　白术　茯苓各十八铢　桂枝半两,去皮　泽泻一两六铢

上五味为散,更治之,白饮和服方寸匕,日三服,多饮暖水,汗出愈。

◎**理中丸方**

人参　干姜　甘草　白术各三两

上四味捣筛,蜜和为丸,如鸡子黄许大,以沸汤数合和一丸,研碎温服之,日三四夜二服。腹中未热,益至三四丸,然不及汤,汤法以四物依两数切,用水八升,煮取三升,去滓,温服一升,日三服。若脐上筑者,肾气动也,去术,加桂四两;吐多者,去术,加生姜三两;下多者,还用术;悸者,加茯苓二两;渴欲得水者,加术足前成四两半;腹中痛者,加人参加前成四两半;寒者,加干姜足前成四两半;腹满者,去术,加附子一枚。服汤后如食顷,饮热粥一升许,微自温,勿发揭衣被。

伤寒,其脉微濇者,本是霍乱,今是伤寒,却四五日至阴经上,转入阴必利,本呕下利者,不可治也。欲似大便而反矢气,仍不利者,此属阳明也,便必硬,十三日愈。所以然者,经尽故也。下利后,当便硬,硬则能食者愈;今反不能食,到后经中颇能食,复过一经能食,过之一日当愈。不愈者,不属阳明也。

恶寒脉微而复利,利止亡血也,四逆加人参汤主之。

◎**四逆加人参汤方**

甘草二两,炙　附子一枚,生,去皮,破八片　干姜一两半　人参三两(按:四逆汤应有人参一两,此成三两,故曰加人参汤,犹桂枝加桂汤也)。

上四味,以水三升,煮取一升二合,去滓,分温再服。

吐利止而身痛不休者,当消息和解其外,宜桂枝汤小和之。

◎**桂枝汤方**

桂枝三两,去皮　芍药三两　生姜三两　甘草二两,炙　大枣十二枚,擘

上五味,以水七升,煮取三升,去滓,温服一升。

吐利汗出,发热恶寒,四肢拘急,手足厥冷者,四逆汤主之。

◎**四逆汤方**

人参二两　甘草二两,炙　干姜一两半　附子一枚,生,去皮,破八片

上四味,以水三升,煮取一升二合,去滓,分温再服,强人可大附子一枚,干姜三两。

既吐且利,小便复利,而大汗出,下利清谷,内寒外热,脉微欲绝者,四逆汤

主之。

吐已下断,汗出而厥,四肢拘急不解,脉微欲绝者,通脉四逆加猪胆汁汤主之。

◎**通脉四逆加猪胆汁汤方**

甘草二两,炙　干姜三两,强人可四两　附子大者一枚,生,去皮,破八片　猪胆汁半合

上四味,以水三升,煮取一升二合,去滓,内猪胆汁,分温再服,其脉即来。无猪胆以羊胆代之。

吐利发汗,脉平,小烦者,以新虚不胜谷气故也。

按:本篇增经文十三条,计五百五十六字,增方十一,计五百十一字,增字十一,订正一字,删三字,共增一千零七十八字。

辨痉阴阳易^①差脉证并治

太阳病,发热无汗,及(通行本误作反)恶寒者,名曰刚痉。

太阳病,发热汗出而不恶寒,名曰柔痉。

太阳病,发热脉沉而细者,名曰痉,为难治。

太阳病,发汗太多,因致痉。

夫风病,下之则痉,复发汗,必拘急。

疮家虽身疼痛,不可发汗,汗出则痉。

病者身热足寒,颈项强急恶寒,时头热面赤目赤,独头动摇,卒口噤,背反张者,痉病也。

若发其汗者,寒湿相得,其表益虚,即恶寒甚,发其汗已,其脉如蛇。

暴腹胀大者,为未(通行本作欲)解,脉如故,反伏弦者痉。

夫痉脉按之紧如^②弦,直上下行。

痉病有灸疮,难治。

太阳病,其证备,身体强,几几然,脉反沉迟,此为痉,括蒌桂枝汤主之。

◎括蒌桂枝汤方

括蒌根三两　桂枝三两,去皮　甘草二两,炙　芍药三两　生姜三两,切　大枣十二枚,擘

上六味,㕮咀,以水七升,微火煮取三升,去滓,适寒温,服一升。

痉病本属太阳,若发热汗出,脉弦而实者,转属阳明,宜承气汤与之。

太阳病,无汗,而小便反少,气上冲胸,口噤不得语,欲作刚痉,葛根汤主之。

◎葛根汤方

葛根四两　麻黄二两,去节　芍药二两　甘草二两,炙　桂枝二两,去皮　生姜三两,切　大枣十二枚,擘

上七味,以水一斗,先煮麻黄葛根,减二升,去上沫,内诸药煮取三升,去滓,温服一升,覆取微似汗。

痉病,手足厥冷,发热间作,唇青目陷,脉沉弦者,风邪入厥阴也,宜桂枝汤加附子当归细辛人参干姜汤与之。

◎桂枝加附子当归细辛人参干姜汤方

桂枝三两　芍药三两　甘草二两,炙　大枣十二枚,擘　生姜三两,切　当归四

---

① 阴阳易:山田正珍曰"阴阳二字,斥房事言之;易者,变异也。此平素好色之人,伤寒病中更犯房事,夺精血,以致此变易者,是谓之阴阳易",伤寒之变证。

② 如:而,并且。

两 细辛—两 附子—枚,炮 人参二两 干姜—两半

上十味,以水一斗二升,煮取四升,去滓,温服一升,昼三夜一服。

痓为病,胸满口噤①,卧不着席②,脚挛急,必龂齿③,可与大承气汤。

◎大承气汤方

大黄四两,酒洗 厚朴半斤,炙,去皮 枳实五枚,炙 芒消三合

上四味,以水一斗,先煮二物,取五升,去滓,内大黄煮取二升,去滓,内芒消,更上微火一两沸,分温再服,得下,余勿服。

伤寒阴阳易之为病,其人身体重,少气,少腹里急,或引阴中拘挛,热上冲胸,头重不欲举,眼中生花,膝胫拘急者,烧裈散主之。

◎烧裈散方

右取妇人中裈近隐处④,剪烧灰,以水和服方寸匕,日三服。小便即利,阴头微肿则愈。妇人病,取男子裈当烧灰。

大病差后劳复⑤者,枳实栀子汤主之。若有宿食者,加大黄如博棋子⑥大五六枚。

◎枳实栀子豉汤方

枳实三枚,炙 栀子十四枚,擘 香豉—升,绵裹

上三味,以清浆水⑦七升,空煮取四升,内枳实、栀子,煮取二升,下豉更煮五六沸,去滓,温分再服,覆令微似汗。

伤寒差已,后更发热者,小柴胡汤主之。脉浮者,以汗解之;脉沉实者,以下解之。

大病差后,从腰以下有水气者,牡蛎泽泻散主之。

◎牡蛎泽泻散方

牡蛎 泽泻 括蒌根 葶苈 海藻 商陆根 蜀漆洗,去腥,各等分⑧

上七味,异捣,下筛为散,更入臼中治之,白饮和服方寸匕。小便利,止后服,日三。

大病差后,喜唾,久不了了者,胃上有寒,当以丸药温之,宜理中丸。

伤寒解后,虚羸少气,气逆欲吐者,竹叶石膏汤主之。

◎竹叶石膏汤方

竹叶二把 石膏—斤 半夏半升 麦门冬—升 人参三两 甘草二两,炙粳米半升

上七味,以水一斗,煮取六升,去滓,内粳米,煮米熟,汤成去米,温服一升,

---

① 口噤:牙关紧急,口不能张开。《医碥》:"口噤即牙关不开也,由气血凝结于牙关筋脉,不能活动。以苏合丸或生南星为末擦牙,或以郁金、藜芦末搐鼻或针人中、颊车。"

② 卧不着席:角弓反张状。

③ 龂齿:《说文解字》"龂,齿相切也",牙关紧急、磨牙。

④ 中裈:裈,裤子,中裈,内裤;近隐处,近阴处,即裤裆。

⑤ 劳复:劳累后旧病复发。

⑥ 博棋子:《备急千金要方》"棋子,大小如方寸匕"。

⑦ 清浆水:《本草蒙荃》"浆水造法,炊粟米,热投冷水中,浸五六日,生白花,色类浆者"。

⑧ 原书无剂量,据宋本补"各等分"三字。

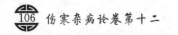

日三服。

　　病人脉已解，而日暮微烦，以病新差，人强与谷，脾胃气尚弱，不能消谷，故令微烦，损谷①则愈。

　　按：本篇增经文二条，计六十七字，增方一，计八十五字，订正二字，共增一百五十二字。

　　按：本卷增经文十五条，计六百二十三字，增方十二，计五百九十六字，增字十一，订正三字，删三字，共增一千二百三十字。

---

　　①　损谷：节制饮食。此食复病。

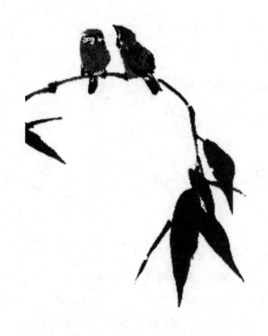

伤寒杂病论卷第十三

汉　长沙太守南阳张机仲景述

辨不可发汗病脉证并治

夫以为疾病至急,仓卒寻按,要者难得,故重集诸可与不可方治,比之三阴三阳篇中,此易见也。又时有不止是三阴三阳,出在诸可与不可中也。

少阴病,脉细沉数,病为在里,不可发汗。

脉浮紧者,法当身疼痛,宜以汗解之。假令尺中迟者,不可发汗,何以知然,以荣气不足,血少故也。

少阴病,脉微,不可发汗,亡阳故也。

脉濡而弱,弱反在关,濡反在巅①,微反在上②,涩反在下③。微则阳气不足,涩则无血。阳气反微,中风汗出而反躁烦。涩则无血,厥而且寒。阳厥发汗,躁不得眠。

动气④在右⑤,不可发汗,发汗则衄而渴,心苦烦,饮即吐水。

动气在左,不可发汗,发汗则头眩,汗不止,筋惕肉瞤。

动气在上,不可发汗,发汗则气上冲,正在心端。

动气在下,不可发汗,发汗则无汗,心中大烦,骨节苦疼,目运⑥恶寒,食则反吐,谷不得前⑦。

咽中闭塞,不可发汗,发汗则吐血,气微绝,手足厥冷,欲得蜷卧,不能自温。

诸脉得数动微弱者,不可发汗,发汗则大便难,腹中干(一云小便难,胞中干),胃燥而烦,其形相象,根本异源。

脉濡而弱,弱反在关,濡反在巅,弦反在上,微反在下。弦为阳运,微为阴寒。上实下虚,意欲得温。微弦为虚,不可发汗,发汗则寒慄,不能自还。

咳者则剧,数吐涎沫,咽中必干,小便不利,心中饥烦,晬时而发,其形似疟,有寒无热,虚而寒慄,咳而发汗,蜷而苦满,腹中复坚,命将难全(通行本此句误在下条目眩者死下)。

厥,脉紧,不可发汗,发汗则声乱,咽嘶舌萎,声不得前。诸逆发汗,病微者

---

① 巅:寸脉上鱼际处。

② 上:寸口。

③ 下:尺部。"脉濡而弱,弱反在关,濡反在巅,微反在上,涩反在下":脉象是寸微、关弱、尺涩,而濡象上鱼际。

④ 动气:跳动、搏动。

⑤ 在右:脐之右。下文在左、在上、在下,仿此。

⑥ 目运:眼球震颤。

⑦ 谷不得前:食量不如从前。

难差,剧者言乱,目眩者死(一云谵言、目眩、睛乱者死)。

太阳病,得之八九日,如疟状,发热恶寒,热多寒少,其人不呕,清便续自可,一日二三度发,脉微而恶寒者,此阴阳俱虚,不可更发汗也。

太阳病,发热恶寒,热多寒少,脉微弱者,无阳也,不可发汗。

咽喉干燥者,不可发汗。

亡血,不可发汗,发汗则寒慄而振。

衄家,不可发汗,汗出必额上陷脉①急紧,直视不能眴,不得眠(音见上)。

汗家,不可发汗,发汗必恍惚心乱,小便已阴疼,宜禹余粮丸。

淋家,不可发汗,发汗必便血。

疮家,虽身疼痛,不可发汗,汗出则痉。

下利,不可发汗,汗出必胀满。

咳而小便利,若失小便者,不可发汗,汗出则四肢厥,逆冷。

伤寒一二日至四五日厥者,必发热,前厥者后必热,厥深者热亦深,厥微者热亦微。厥应下之,而反发汗者,必口伤烂赤。

伤寒脉弦细,头痛发热者,属少阳,少阳不可发汗。

伤寒头痛,翕翕发热,形象中风,常微汗出,自呕者,下之益烦,心懊侬如饥;发汗则致痉,身强难以伸屈;熏之则发黄,不得小便;久则发咳唾。

太阳与少阳并病,头项强痛,或眩冒,时如结胸,心下痞硬者,不可发汗。

太阳病,发汗,因致痉。

少阴病,咳而下利谵语者,此被火气劫故也,小便必难,以强责少阴汗也。

少阴病,但厥无汗,而强发之,必动其血,未知从何道出,或从口鼻,或从目出者,是名下厥上竭②,为难治。

　　按:本篇订正一句,计四字。

---

①　额上陷脉:太阳穴跳动的动脉,颞浅动脉。

②　下厥上竭:阳自下厥而外亡,血由内溢而上竭。

辨可发汗病脉证并治

汗、吐、下,四季宜慎（通行本作大法春夏宜发汗）。

凡发汗,欲令手足俱周,时出似漐漐然,一时间①许益佳。不可令如水流漓。若病不解,当重发汗。汗多者必亡阳,阳虚不得重发汗也。

凡服汤发汗,中病便止,不必尽剂也。

凡云可发汗,无汤者,丸散亦可用。要以汗出为解,然不如汤,随证良验。

太阳病,外证未解,脉浮弱者,当以汗解,宜桂枝汤。

脉浮而数者,可发汗,属桂枝汤证。

阳明病,脉迟,汗出多,微恶寒者,表未解也,可发汗,属桂枝汤证。

夫病脉浮大,问病者,言但便硬耳。设利者,为大逆。硬为实,汗出而解。何以故？脉浮,当以汗解。

伤寒,其脉不弦紧而弱,弱者必渴,被火者必谵语。弱者发热,脉浮,解之当汗出愈。

病人烦热,汗出即解,又如疟状,日晡所发热者,属阳明也。脉浮虚者,当发汗,属桂枝汤证。

病常自汗出者,此为荣气和,荣气和者外不谐,以卫气不共荣气谐和故尔。以荣行脉中,卫行脉外,复发其汗,荣卫和则愈,属桂枝汤证。

病人脏无他病,时发热,自汗出而不愈者,此卫气不和也,先其时发汗则愈,属桂枝汤证。

脉浮而紧,浮则为风,紧则为寒,风则伤卫,寒则伤荣,荣卫俱病,骨节烦疼,可发其汗,宜麻黄汤。

太阳病不解,热结膀胱,其人如狂,血自下,下者愈,其外未解者,尚未可攻,当先解其外,属桂枝汤证。

太阳病,下之,微喘者,表未解也,宜桂枝加厚朴杏子汤。

伤寒脉浮紧,不发汗,因致衄者,属麻黄汤证。

阳明病,脉浮无汗而喘者,发汗则愈,属麻黄汤证。

太阴病,脉浮者,可发汗,属桂枝汤证。

太阳病,脉浮紧,无汗发热,身疼痛,八九日不解,表证仍在,当复发汗,服汤已微除,其人发烦目瞑,剧者必衄,衄乃解,所以然者,阳气重故也,属麻黄汤证。

脉浮者,病在表,可发汗,属麻黄汤证。

伤寒不大便六七日,头痛有热者,与承气汤。其小便清者（一云大便青）,知不

---

① 一时间:一个时辰长的时间段。

在里，续在表也，当须发汗。若头痛者必衄。属桂枝汤证。

下利腹胀满，身体疼痛者，先温其里，乃攻其表。温里宜四逆汤，攻表宜桂枝汤。

下利后，身疼痛，清便自调者，急当救表，宜桂枝汤发汗。

太阳病，头痛发热，汗出恶风寒者，属桂枝汤证。

太阳中风，阳浮而阴弱，阳浮者，热自发，阴弱者，汗自出，啬啬恶寒，淅淅恶风，翕翕发热，鼻鸣干呕者，属桂枝汤证。

太阳病，发热汗出者，此为荣弱卫强，故使汗出，欲救邪风，属桂枝汤证。

太阳病，下之后，其气上冲者，属桂枝汤证。太阳病，初服桂枝汤，反烦不解者，先刺风池、风府，却与桂枝汤则愈。

烧针令其汗，针处被寒，核起而赤者，必发奔豚。气从少腹上撞心者，灸其核上各一壮，与桂枝加桂汤。

太阳病，项背强几几者，及（通行本作反）汗出恶风者，桂枝加葛根汤。

太阳病，项背强几几，无汗恶风者，属葛根汤证。

太阳与阳明合病，必自下利。不呕者，属葛根汤证。

太阳与阳明合病，不下利，但呕者，宜葛根加半夏汤。

太阳病，桂枝证，医反下之，利遂不止，脉促者，表未解也，喘而汗出者，宜葛根黄芩黄连汤。

太阳病，头痛发热，身疼腰痛，骨节疼痛，恶风无汗而喘者，属麻黄汤证。

太阳与阳明合病，喘而胸满者，不可下，属麻黄汤证。

太阳伤寒（通行本作中风），脉浮紧，发热恶寒，身疼痛，不汗出而烦躁者，大青龙汤主之。若脉微弱，汗出恶风者，不可服之。服之则厥逆，筋惕肉𥆧，此为逆也。

阳明中风，脉弦浮大而短气，腹都满，胁下及心痛，久按之气不通，鼻干不得汗，嗜卧，一身及面目悉黄，小便难，有潮热，时时哕，耳前后肿，刺之小差。外不解，过十日，脉续浮者，与小柴胡汤。脉但浮无余证者，与麻黄汤，不溺、腹满加哕者，不治。

太阳病，十日以去，脉浮而细，嗜卧者，外已解也。设胸满胁痛者，与小柴胡汤。脉但浮者，与麻黄汤。

太阳中风，脉浮缓，身不疼，但重乍①有轻时，无少阴证者，可与大青龙汤发之。

伤寒表不解，心下有水气，干呕发热而咳，或渴，或利，或噎，或小便不利，少腹满，或喘者，宜小青龙汤。

伤寒，心下有水气，咳而微喘，发热不渴。服汤已渴者，此寒去欲解也，属小青龙汤证。

中风，往来寒热，伤寒五六日以后，胸胁苦满，嘿嘿不欲饮食，烦心喜呕，或胸中烦而不呕，或渴，或腹中痛，或胁下痞硬，或心下悸，小便不利，或不渴，身有微热，或咳者，属小柴胡汤证。

---

① 乍：突然。

伤寒四五日，身热恶风，颈项强，胁下满，手足温而渴者，属小柴胡汤证。

伤寒六七日，发热微恶寒，支节烦疼，微呕，心下支结，外证未去者，柴胡桂枝汤主之。

少阴病，得之二三日，麻黄附子甘草汤微发汗，以二三日无里证，故微发汗也。

脉浮，小便不利，微热消渴者，与五苓散利小便发汗。

按：本篇订正十字，删七字。

按：本卷共订正十四字，删七字。

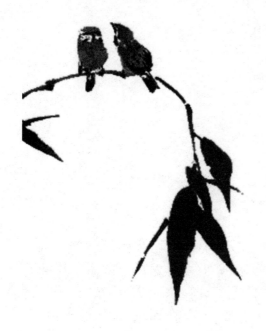

伤寒杂病论卷第十四

汉　长沙太守南阳张机仲景述

辨发汗后病脉证并治

二阳并病，太阳初得病时，发其汗，汗先出不彻，因转属阳明，续自微汗出，不恶寒，若太阳病证不罢者，不可下，下之为逆，如此可小发汗。设面色缘缘正赤①者，阳气怫郁②在表，当解之熏之。若发汗不彻，彻（通行本阙）不足言，阳气怫郁不得越，当汗不汗，其人烦躁不知痛处，乍在腹中，乍在四肢，按之不可得，其人短气，但坐以汗出不彻故也，更发汗则愈。何以知汗出不彻？以脉濇，故知也。

未持脉时，病人叉手自冒心，师因教试令咳，而不即咳者，此必两耳聋无闻也。所以然者，以重发汗，虚故如此。

发汗后，饮水多必喘，以水灌之亦喘。

发汗后，水药不得入口为逆，若更发汗，必吐下不止。

阳明病，本自汗出，医更重发汗，病已差，尚微烦不了了者，必大便硬故也。以亡津液，胃中干燥，故令大便硬。当问小便日几行。若本小便日三四行，今日再行，故知大便不久出，今为小便数少，以津液当还入胃中，故知不久必大便也。

发汗多，若重发汗者，亡其阳，谵语，脉短者死，脉自和者不死。

伤寒发汗已，身目为黄，所以然者，以寒湿（一作温）在里不解故也，以为不可下也，于寒湿中求之。

病人有寒，复发汗，胃中冷，必吐蛔。

太阳病，发汗，遂漏不止，其人恶风，小便难，四肢微急难以屈伸者，属桂枝加附子汤。

太阳病，初服桂枝汤，反烦不解者，先刺风池、风府，却与桂枝汤则愈。

服桂枝汤，大汗出，脉洪大者，与白虎汤（通行本缺白虎汤三字，有桂枝汤如前法六字）。

若形似疟，一日再发者，汗出必解，属桂枝二麻黄一汤。

服桂枝汤，大汗出后，大烦渴不解，脉洪大者，属白虎加人参汤。

伤寒，脉浮自汗出，小便数，心烦微恶寒，脚挛急，反与桂枝欲攻其表，此误也，得之便厥，咽中干，烦躁吐逆者，作甘草干姜汤与之，以复其阳。若厥愈足温者，更作芍药甘草汤与之，其脚即伸；若胃气不和谵语者，少与调胃承气汤；若重发汗，复加烧针者，与四逆汤。

太阳病，脉浮紧，无汗发热，身疼痛，八九日不解，表证仍在，此当复发汗，服

---

① 缘缘正赤：满面发红。

② 怫郁：蕴积。

汤已微除，其人发烦目瞑，剧者必衄，衄乃解，所以然者，阳气重故也，宜麻黄汤。

伤寒发汗已解，半日许复烦，脉浮数者，可更发汗，属桂枝汤证。

发汗后，身疼痛，脉沉迟者，属桂枝去芍药加生姜一两人参三两新加汤（通行本作加芍药）。

发汗后，不可更行桂枝汤，汗出为喘，无大热者，可与麻黄杏子甘草石膏汤。

发汗过多，其人叉手自冒心，心下悸欲得按者，属桂枝甘草汤。

发汗后，其人脐下悸者，欲作奔豚，属茯苓桂枝甘草大枣汤。

发汗后，腹胀满者，属厚朴生姜半夏甘草人参汤。

发汗病不解，反恶寒者，虚故也，属芍药甘草附子汤。

发汗后，恶寒者，虚故也；不恶寒但热者，实也。当和胃气，属调胃承气汤证。

太阳病，发汗后，大汗出，胃中干，烦躁不得眠，欲得饮水者，少少与饮之，令胃气和则愈。若脉浮小便不利，微热消渴者，属五苓散。

发汗已，脉浮弦（通行本误作数），烦渴者，属五苓散证。

伤寒，汗出而渴，小便不利（通行本缺）者，宜五苓散。不渴者，属茯苓甘草汤。

太阳病，发汗，汗出不解，其人仍发热，心下悸，头眩身瞤动，振振欲擗（一作僻）地者，属真武汤。

伤寒汗出解之后，胃中不和，心下痞硬，干噫食臭，胁下有水气，腹中雷鸣下利者，属生姜泻心汤。

伤寒，发热汗出不解，心中痞硬，呕吐而不（通行本误作下）利者，属大柴胡汤。

阳明病，自汗出，若发汗，小便自利者，此为津液内竭，虽硬不可攻之，须自欲大便，宜蜜煎导而通之。若土瓜根及与大猪胆汁，皆可为导。

太阳病三日，发汗不解，蒸蒸发热者，属胃也，属调胃承气汤证。

大汗出，热不去，内拘急，四肢疼，又下利厥逆而恶寒者，属四逆汤证。

发汗后不解，腹满痛者，急下之，宜大承气汤。

发汗多，亡阳谵语者，不可下，与柴胡桂枝汤，和其荣卫，以通津液，后自愈。

按：本篇订正十一字，增一字，删八字。

辨不可吐

太阳病,当恶寒发热,今自汗出,反不恶寒发热,关上脉细数者,以医吐之过也。若得病一二日吐之者,腹中饥,口不能食;三四日吐之者,不喜糜粥,欲食冷食,朝食暮吐,以医吐之所致也,此为小逆。

太阳病,吐之,但太阳病当恶寒,今反不恶寒,不欲近衣者,此为吐之内烦也。

少阴病,饮食入口则吐,心中温温欲吐,复不能吐,始得之,手足寒,脉弦迟者,此胸中实,不可下也。若膈上有寒饮干呕者,不可吐也,当温之。

诸四逆厥者,不可吐之,虚家亦然。

辨可吐

凡用吐,汤中病便止,不必尽剂也。

病如桂枝证,头不痛,项不强,寸脉微浮,胸中痞硬,气上撞咽喉不得息者,此为有寒,当吐之(一云此以内有久痰,当吐之)。

病胸上诸实(一作寒),胸中郁郁而痛,不能食,欲使人按之,而反有涎唾,下利日十余行,其脉反结(通行本误作迟),寸口脉微滑,此可吐之,吐之则利止。

少阴病,饮食入口则吐,心中温温欲吐,复不能吐者,宜吐之。

宿食在上管①者,当吐之。

病手足逆冷,脉乍结,以客气在胸中;心下满而烦,欲食不能食者,病在胸中,当吐之。

按:本篇订正一字。

按:本卷共订正十二字,增一字,删八字。

---

① 宿食在上管:食停胃口。

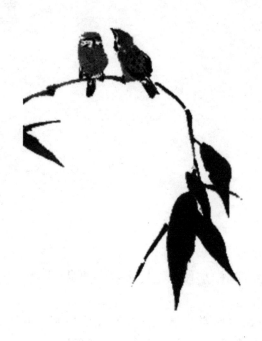

伤寒杂病论卷第十五

汉 长沙太守南阳张机仲景述

辩不可下病脉证并治

脉濡而弱，弱反在关，濡反在巅，微反在上，涩反在下。微则阳气不足，涩则无血。阳气反微，中风汗出，而反躁烦；涩则无血，厥而且寒。阳微不可下，下之则心下痞硬。

动气在右，不可下，下之则津液内竭，咽燥鼻干，头眩心悸也。

动气在左，不可下。下之则腹内拘急，食不下，动气更剧。虽有身热，卧则欲蜷。

动气在上，不可下。下之则掌握热烦，身上浮冷，热汗自泄，欲得水自灌。

动气在下，不可下。下之则腹胀满，卒起头眩，食则下清谷，心下痞也。

咽中闭塞，不可下。下之则上轻下重，水浆不下，卧则欲蜷，身急痛，下利日数十行。

诸外实者，不可下。下之则发微热，亡脉，厥者，当齐握热。

诸虚者，不可下。下之则大渴，求水者易愈，恶水者剧。

脉濡而弱，弱反在关，濡反在巅，弦反在上，微反在下。弦为阳运，微为阴寒。上实下虚，意欲得温。微弦为虚，虚者不可下也。微弦（通行本误作则）为咳，咳则吐涎，下之则咳止而利因不休。利不休，则胸中如虫啮，粥入则出，小便不利，两胁拘急，喘息为难，颈背相引，臂则不仁，极寒反汗出，身冷若冰，眼睛不慧，语言不休，而谷气多入，此为除中（亦云消中），口虽欲言，舌不得前。

脉濡而弱，弱反在关，濡反在巅，浮反在上，数反在下。浮为阳虚，数为无血，浮为虚，数生热。浮为虚，自汗出而恶寒，振而寒慄。微弱在关，胸下为急，喘汗而不得呼吸。数为痛（本句通行本误接自汗出而恶寒句下），呼吸之中，痛在于胁，振寒相搏，形如疟状，医反下之，故令脉数发热，狂走见鬼，心下为痞，小便淋漓，少腹甚硬，小便则尿血也。

脉濡而紧，濡则卫气微，紧则荣中寒。阳微卫中风，发热而恶寒；荣紧胃气冷，微呕心内烦。医谓有大热，解肌而发汗，亡阳虚烦躁，心下苦痞坚。表里俱虚竭，卒起而头眩。客热在皮肤，怅怏不得眠。不知胃气冷，紧寒在关元。技巧无所施，汲水灌其身。客热应时罢，慄慄而振寒。重被而覆之，汗出而冒巅。体惕而又振，小便为微难。寒气因水发，清谷不容间。呕变反肠出，颠倒不得安。手足为微逆，身冷而内烦。迟欲从后救，安可复追还。

脉浮而大，浮为气实，大为血虚。血虚为无阴，孤阳独下阴部者，小便当赤而难，胞中当虚，今反小便利而大汗出，法应卫家当微，今反更实，津液四射，荣竭血尽干，烦而不眠，血薄肉消而成暴（一云黑）液。医复以毒药攻其胃，此为重虚，客阳去有期，必下如汗泥而死（按：此段今见平脉法下篇）。

脉浮而紧，浮则为风，紧则为寒，风则伤卫，寒则伤荣，荣卫俱病，骨节烦疼，当发其汗，而不可下也。

趺阳脉迟而缓，胃气如经也。趺阳脉浮而数，浮则伤胃，数则动脾，此非本病，医特下之所为也。荣卫内陷，其数先微，脉反但浮，其人必大便硬，气噫不（通行本误作而）除。何以言之？本以数脉动脾，其数先微，故知脾气不治，大便硬，气噫不（通行本误作而）除。令（通行本误作今）脉反浮，其数改微，邪气独留，心中则饥，邪热不杀谷，潮热发渴，数脉当迟缓（通行本误入脉因前后度数如法八字），病者则饥。数脉不时，则生恶疮也。

脉数者，久数不止，止则邪结，正气不能复，正气却结于脏，故邪气浮之与皮毛相得。脉数者不可下，下之必烦利不止（按：此段今见平脉法下篇）。

少阴病，脉微，不可发汗，亡阳故也；阳已虚，尺中弱涩者，复不可下之。

脉浮大，应发汗，医反下之，此为大逆也。

脉浮而大，心下反硬，有热属脏者，攻之不令发汗。属腑者，不令溲数。溲数则大便硬，汗多则热甚（通行本误作愈），溲数（通行本作汗少）则便难，脉迟尚未可攻。

二阳并病，太阳初得病时，而发其汗，汗先出不彻，因转属阳明，续自微汗出，不恶寒，若太阳证不罢者，不可下，下之为逆。

结胸证，脉浮大者，不可下，下之即死。

太阳与阳明合病，喘而胸满者，不可下。

太阳与少阳合病，心下硬，颈项强而眩者，不可下。

诸四逆厥者，不可下之。虚家亦然。

病欲吐者，不可下。

太阳病，有外证未解，不可下。下之为逆。

病发于阳，而反下之，热入因作结胸；病发于阴，而反下之，因作痞。

病脉浮而紧，而复下之，紧反入里，则作痞。

夫病阳多者热，下之则硬。

本虚，攻其热必哕。

无阳阴强，大便硬者，下之必清谷腹满。

太阴之为病，腹满而吐，食不下，自利益甚，时腹自痛，下之必胸下结硬。

厥阴之为病，消渴，气上撞心，心中疼热，饥而不欲食，食则吐蛔，下之利不止。

少阴病，饮食入口则吐，心中温温，欲吐复不能吐，始得之，手足寒，脉弦迟者，此胸中实，不可下也。

伤寒五六日，不结胸，腹濡，脉虚复厥者，不可下。此亡血，下之死。

伤寒发热，头痛微汗出，发汗则不识人。熏之则喘，不得小便，心腹满，下之则短气，小便难，头痛背强，加温针则衄。

伤寒，脉阴阳俱紧，恶寒发热，则脉欲厥。厥者，脉初来大，渐渐小，更来渐大，是其候也。如此者恶寒，甚者翕翕汗出，喉中痛。若热多者，目赤脉多，睛不慧，医复发之，咽中则伤。若复下之，则两目闭，寒多便清谷，热多便脓血。若熏之，则身发黄；若熨之，则咽燥。若小便利者，可救之；若小便难者，为危殆。

伤寒发热，口中勃勃气出，头痛目黄，衄不可制，阴阳俱虚，贪水者必呕，恶水者厥。若下之，头痛目黄者，下之则目闭。恶水者，下之则里冷不嗜食，大便完谷出。贪水者，下之其脉必厥，其声嘤，咽喉塞，假令手足温者，下之必下重，便脓血。若发汗则战慄，口中伤，咽中生疮，舌上白胎，烦躁，脉反数，不大便六七日，后必便血，则小便自利也。

（按：本段较通行本，字句前后，大有更易，兹将通行本原文录后，以便比对：

伤寒发热，口中勃勃气出，头痛目黄，衄不可制，贪水者必呕，恶水者厥。若下之，咽中生疮，假令手足温者，必下重，便脓血。头痛目黄者，若下之，则目闭。贪水者，若下之，其脉必厥，其声嘤，咽喉塞；若发汗则战慄，阴阳俱虚。恶水者，若下之，则里冷不嗜食，大便完谷出；若发汗，则口中伤，舌上白胎，烦躁，脉反实，不大便六七日，后必便血；若发汗，则小便自利也。）

得病二三日，脉弱，无太阳柴胡证，烦躁心下痞，至四日，虽能食，以承气汤少少与，微和之，令小安，至六日，与承气汤一升，若不大便六七日，小便少，虽不大便，但头硬后必溏，未定成硬，攻之必溏，须小便利，屎定硬，乃可攻之。

脏结无阳证，不往来寒热，其人反静，舌上胎滑者，不可攻也。

伤寒呕多，虽有阳明证，不可攻之。

阳明病，潮热，大便微硬者，可与大承气汤。不硬者，不可与之。若不大便六七日，恐有燥屎，欲知之法，少与小承汤，汤入腹中转矢气者，此有燥屎也，乃可攻之；若不转矢气者，此但初头硬，后必溏，不可攻之，攻之必胀满，不能食也。欲饮水者，与水则哕，其后发热者，大便必复硬而少也，宜小承气汤和之，不转矢气者，慎不可攻也。

伤寒中风，医反下之，其人下利日数十行，谷不化，腹中雷鸣，心下痞硬而满，干呕心烦不得安。医见心下痞，谓病不尽，复下之，其痞益甚，此非结热，但以胃中虚，客气上逆，故使硬也，属甘草泻心汤。

下利脉大者，虚也，以强下之故也。设脉浮革，因尔肠鸣者，属当归四逆汤。

阳明病，身合色赤，不可攻之，必发热色黄者，小便不利也。

阳明病，心下硬满者，不可攻之，攻之利遂不止者死，利止者愈。

阳明病，自汗出，若发汗，小便自利者，此为津液内竭，虽硬不可攻之，须自欲大便，宜蜜煎导而通之；若土瓜根及猪胆汁，皆可为导。

按：本篇订正一百三十六字，删八字。

辨可下病脉证并治

凡可下者，用汤胜丸散，中病便止，不必尽剂也。

阳明病，发热汗多者，急下之，宜大柴胡汤。

少阴病，得之二三日，口燥咽干者，急下之，宜大承气汤。

少阴病，六七日，腹满不大便者，急下之，宜大承气汤。

少阴病，下利清水，色纯青，心下必痛，口干燥者，可下之，宜大柴胡汤。

下利，三部脉皆平，按之心下硬者，急下之，宜大承气汤。

下利，脉沉(通行本误作迟)而滑者，内实也。利未欲止，当下之，宜大承气汤。

阳明少阳合病，必下利，其脉不负者，为顺也；负者失也，互相克贼，名为负也。脉滑而数者，有宿食，当下之，宜大承气汤。

问曰：人病有宿食，何以别之？师曰：寸口脉滑(通行本误作浮)而大，按之反涩，尺中亦大(通行本误作微)而涩，故知有宿食，当下之，宜大承气汤。

下利不欲食者，以有宿食故也，当下之，宜大承气汤。

下利差，至其年月日时复发者，以病不尽故也，当下之，宜大承气汤。

病腹中满痛者，此为实也，当下之，宜大承气大柴胡汤。

下利脉反滑，当有所去，下乃愈，宜大承气汤。

腹满不减，减不足言，当下之，宜大柴胡大承气汤。

伤寒后，脉沉实(通行本缺实字)者，内实也，下之解，宜大柴胡汤。

伤寒六七日，目中不了了，睛不和，无表里证，大便难，身微热者，此为实也，急下之，宜大承气汤、大柴胡汤。

太阳病未解，脉阴阳俱停(一作微)，必先振慄汗出而解，但阴脉实(微一作尺脉实)者，下之而解宜大柴胡汤。

脉双弦而迟者，必心下硬。脉大而紧者，阳中有阴也，可下之，宜大承气汤。

结胸者，项亦强，如柔痓状，下之则和。

病人无表里证，发热七八日，虽脉浮数者，可下之，宜大柴胡汤。

太阳病，六七日，表证仍在，脉微而沉，反不结胸，其人发狂者，以热在下焦，少腹当硬满，而小便自利者，下血乃愈，所以然者，以太阳随经瘀热在里故也，宜下之，以抵当汤。

太阳病，身黄脉沉结，少腹硬满，小便不利者，为无益也，小便自利，其人如狂者血证谛，属抵当汤证。

伤寒有热，少腹满，应小便不利，今反利者，为有血也，当下之，宜抵当丸。

阳明病，发热汗出者，此为热越，不能发黄也，但头汗出，身无汗，剂颈而还，小便不利，渴饮水浆者，以瘀热在里，身必发黄，宜下之以茵陈蒿汤。

阳明证，其人喜忘者，必有畜血，所以然者，本有久瘀血，故令喜忘，屎虽硬，大便反易，其色必黑，宜抵当汤下之。

汗（一作卧）出谵语者，以有燥屎在胃中，此为实也，须下之，过经乃可下之。下之若早者，语言必乱，以表虚里实故也，下之愈，宜大柴胡汤大承气汤。

病人烦热，汗出则解，又如疟状，日晡所发热者，属阳明也。脉实者，可下之，宜大柴胡汤。

阳明病，谵语有潮热，反不能食者，胃中有燥屎五六枚也，若能食者，但硬耳，属大承气汤证。

得病二三日，脉弱，无太阳柴胡证，烦躁心下痞，至四五日，虽能食，以承气汤少少与，微和之，令小安，至六日，与承气汤一升。若不大便六七日，小便少者，虽不大便，但初头硬，后必溏，此未定成硬也，攻之必溏，须小便利，屎定硬，乃可攻之，宜大承气汤。

太阳病，中风，下利呕逆，表解者，乃可攻之，其人漐漐汗出。发作有时，头痛心下痞，硬满引胁下痛，干呕则短气，汗出不恶寒者，此表解里未和也，属十枣汤。

太阳病不解，热结膀胱，其人如狂，血自下，下者愈。其外未解者，尚未可攻，当先解其外，外解已，但少腹急结者，乃可攻之，宜桃核承气汤。

伤寒七八日，身黄如橘子色，小便不利，腹微满者，属茵陈蒿汤证。

伤寒发热，汗出不解，心下痞硬，呕吐而不（通行本误作下）利者，属大柴胡汤证。

伤寒十余日，热结在里，复往来寒热，属大柴胡汤证。但结胸无大热者，以水结在胸胁也，但头微汗出者，属大陷胸汤证。

伤寒六七日，结胸热实，脉沉紧而实（通行本作沉而紧，缺实字），心下痛，按之石硬者，属大陷胸汤证。

阳明病，其人多汗，以津液外出，胃中燥，大便必硬，硬则谵语，属小承气汤证。

阳明病，不吐不下心烦者，属调胃承气汤。

阳明病，脉实（通行本误作迟），虽汗出不恶寒者，其身必重，短气腹满而喘，有潮热者，此外欲解，可攻里也。手足漐然汗出者，此大便已硬也，大承气汤主之。若汗出多，微发热恶寒者，外未解也，桂枝汤主之，其热不潮，未可与承气汤；若腹大满不通者，与小承气汤，微和胃气，勿令至大泄下。

阳明病，潮热，大便微硬者，可与大承气汤；不硬者，不可与之。若不大便六七日，恐有燥屎，欲知之法，少与小承气汤，汤入腹中转矢气者，此有燥屎也，乃可攻之；若不转矢气者，此但初头硬，后必溏，不可攻之，攻之必胀满，不能食也。欲饮水者，与水则哕，其后发热者，大便必复硬而少也，宜小承气汤和之。不转矢气者，慎不可攻也。

阳明病，谵语发潮热，脉滑而疾者，小承气汤主之。因与承气汤一升，腹中转气者，更服一升；若不转气者，勿更与之。明日又不大便，脉反微涩者，里虚也，为难治，不可更与承气汤。

二阳并病，太阳证罢，但发潮热，手足漐漐汗出，大便难而谵语者，下之则

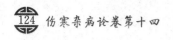

愈,宜大承气汤。

　　病人小便不利,大便乍难乍易,时有微热,喘冒不能卧者,有燥屎也,属大承气汤证。大下后,六七日不大便,烦不解,腹满痛者,此有燥屎也,所以然者,本有宿食故也,属大承气汤证。

　　按:本篇订正五字,增二字。
　　按:本卷共订正一百四十一字,删八字,增二字。

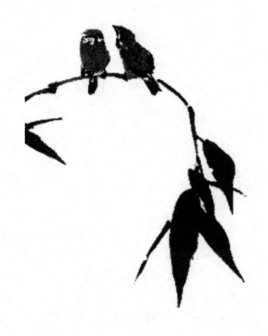

伤寒杂病论卷第十六

汉　长沙太守南阳张机仲景述

辨发汗吐下后病脉证并治

师曰:病人脉微而濇者,此为医所病也。大发其汗,又数大下之,其人亡血,病当恶寒,后乃发热无休止时,夏月盛热,欲著复衣,冬月盛寒,欲裸其身,所以然者,阳微则恶寒,阴弱则发热,此医发其汗,使阳气微,又大下之,令阴气弱。五月之时,阳气在表,胃中虚冷,以阳气内微,不能胜冷,故欲著复衣;十一月之时,阳气在里,胃中烦热,以阴气内弱,不能胜热,故欲裸其身。又阴脉迟濇,故知亡血也。

寸口脉浮紧(通行本误作大),而(通行本在浮字下)医反下之,此为大逆,浮则无血,紧(通行本误作大)则为寒,寒气相搏,则为肠鸣,医乃不知,而反饮冷水,令汗不(通行本误作大)出,水得寒气,冷必相搏,其人即饐。

太阳病,三日,已发汗,若吐,若下,若温针,仍不解者,此为坏病,桂枝不中与之也。观其脉证,知犯何逆,随证治之。

脉浮数者,法当汗出而愈。若下之,身重心悸者,不可发汗,当自汗出乃解。所以然者,尺中脉微,此里虚,须表里实,津液和,便自汗出愈。

凡病若发汗、若吐、若下、若亡血,无津液,阴阳自和者,必自愈。

大下之后,复发汗,小便不利者,亡津液故也。勿治之,得小便利,必自愈。

下之后,复发汗,必振寒,脉微细,所以然者,以内外俱虚故也。

本发汗,而复下之,此为逆也,若先发汗,治不为逆。

本先下之,而反汗之为逆,若先下之,治不为逆。

太阳病,先下而不愈,因复发汗,以此表里俱虚,其人因致冒,冒家汗出自愈。所以然者,汗出表和故也。得表和,然后复下之。

得病六七日,脉迟浮弱,恶风寒,手足温,医二三下之,不能食,而胁下满痛,面目及身黄,颈项强,小便难者,与柴胡汤。后必下重,本渴饮水而呕者,柴胡不中与也。食谷者哕。

太阳病,二三日,不能卧,但欲起,心下必结,脉微弱者,此本有寒分也,反下之,若利止必作结胸;未止者,此作协热利也。

太阳病,其脉促(一作纵),下之不结胸者,此为欲解也。脉浮者,下之必结胸;脉紧者,下之必咽痛;脉弦者,下之必两胁拘急;脉细数者,下之头痛未止;脉沉紧者,下之必欲呕;脉沉滑者,下之协热利;脉浮滑者,下之必下血(按:本条通行本作太阳病下之其脉促,自脉浮者以下,下之二字皆阙)。

太阳少阳并病,而反下之,成结胸,心下硬,下利不止,水浆不下,其人心烦。

脉浮而紧,而复下之,紧反入里,则作痞,按之自濡,但气痞耳。

伤寒吐下发汗后,虚烦脉甚微,八九日,心下痞硬,胁下痛,气上冲咽喉,眩冒，经脉动惕者，久而成痿。

阳明病，能食，下之不解者，其人不能食，若攻其热必哕。所以然者，胃中虚冷故也，以其人本虚，攻其热必哕。

阳明病，脉迟，食难用饱，饱则发烦头眩，必小便难，此欲作谷疸。虽下之，腹满如故，所以然者，脉迟故也。

夫病阳多者热，下之则硬，汗多，极发其汗，亦硬。

太阳病，寸缓关浮尺弱，其人发热汗出，复恶寒不呕，但心下痞者，此以医下之也。

太阴之为病，腹满而吐，食不下，自利益甚，时腹自痛，若下之，必胸下结硬。

伤寒大吐大下之，极虚复极汗者，其人外气怫郁，复与之水，以发其汗，因得哕，所以然者，胃中寒冷故也。

吐利发汗后，脉平，小烦者，以新虚不胜谷气故也。

太阳病，医发汗，遂发热恶寒，因复下之，心下痞，表里俱虚，阴阳气并竭，无阳则阴独，复加烧针，因胸烦，面色青黄，肤眴者难治。今色微黄，手足温者易愈。

太阳病，得之八九日，如疟状，发热恶寒，热多汗少，其人不呕，清便欲自可，一日二三度发，脉微缓者，为欲愈也，脉微而恶寒者，此阴阳俱虚，不可更发汗更下更吐也，面色反有热色者，未欲解也，以其不能得小汗出，身必痒，属桂枝麻黄各半汤。

服桂枝汤，或下之，仍头项强痛，翕翕发热无汗，心下满微痛，小便不利者，属桂枝去桂加茯苓白术汤。

太阳病，先发汗不解，而下之，脉浮者不愈。浮为在外，而反下之，故令不愈，今脉浮，故在外，当须解外则愈，宜桂枝汤。

下之后，复发汗，昼日烦躁不得眠，夜而安静，不呕不渴，无表证，脉沉微，身无大热者，属干姜附子汤。

伤寒若吐若下后，心下逆满，气上冲胸，起则头眩，发汗则动经，身为振振摇者，属茯苓桂枝白术甘草汤。

发汗若下之后，病仍不解，烦躁者，属茯苓四逆汤。

发汗吐下后，虚烦不得眠，若剧者，必反复颠倒，心中懊恼，属栀子豉汤。若少气者，栀子甘草豉汤。若呕者，栀子生姜豉汤。

发汗若下之，而烦热胸中窒者，属栀子豉汤证。

太阳病，过经十余日，心下温温欲吐，而胸中痛，大便反溏，腹微满，郁郁微烦。先此时极吐下者，与调胃承气汤。若不尔者，不可与。但欲呕，胸中痛，微溏者，此非柴胡汤证，以呕故知极吐下也。

太阳病，重发汗而复下之，不大便五六日，舌上燥而渴，日晡所小有潮热（一云日晡所发，心胸大烦），从心下至少腹硬满，而痛不可近者，属大陷胸汤。

伤寒五六日，已发汗而复下之，胸胁满微结，小便不利，渴而不呕，但头汗出，往来寒热心烦者，此为未解也，属柴胡桂枝干姜汤。

伤寒发汗，若吐若下，解后，心下痞硬，噫气未除者，属旋覆代赭汤。

伤寒大下之，复发汗，心下痞，恶寒者，表未解也，不可攻痞，当先解表，表解乃攻痞。解表宜桂枝汤,用前方;攻痞,宜大黄黄连泻心汤。

伤寒,若吐下后,七八日不解,热结在里,表里俱热,时时恶风,大渴,舌上干燥而烦,欲饮水数升者,属白虎加人参汤。

伤寒,若吐若下后不解,不大便五六日,上至十余日,日晡所发潮热,不恶寒,独语如见鬼状,若剧者,发则不识人,循衣摸床,惕而不安(一云顺衣妄撮,怵惕不安),微喘直视,脉弦者生,濇者死,微者但发热谵语者,属大承气汤。

三阳合病,腹满身重,难以转侧,口不仁面垢(又作枯,一云向经),谵语遗尿,发汗则谵语,下之则额上生汗,手足逆冷;若自汗出者,属白虎汤。

阳明病,脉浮而大(通行本误作紧),咽燥口苦,腹满而喘,发热汗出,不恶寒,反恶热,身重。若发汗则躁,心愦愦,反谵语。若加温针,必怵惕烦躁不得眠;若下之则胃中空虚,客气动膈,心中懊侬,舌上胎者,属栀子豉汤。

阳明病下之,心中懊侬而烦,胃中有燥屎者可攻,腹微满,初头硬,后必溏,不可攻之,若有燥屎者,宜大承气汤。

太阳病,若吐、若下、若发汗后,微烦小便数,大便因硬者,与小承气汤和之愈。

大汗若大下,而厥冷者,属四逆汤。

太阳病,下之后,其气上冲者,可与桂枝汤;若不上冲者,不得与之。

太阳病,下之后,脉促胸满者,属桂枝去芍药汤。

若微寒者,属桂枝去芍药加附子汤。

太阳病,桂枝证,医反下之,利遂不止,脉促者,表未解也,喘而汗出者,属葛根黄芩黄连汤。

太阳病,下之,微喘者,表未解故也,属桂枝加厚朴杏子汤。

伤寒不大便六七日,头痛有热者,与承气汤。其小便清者(一云大便青),知不在里,仍在表也,当须发汗,若头痛者必衄,宜桂枝汤。

伤寒五六日,大下之后,身热不去,心中结痛者,未欲解也,属栀子豉汤证。

伤寒下后,心烦腹满,卧起不安者,属栀子厚朴汤。

伤寒,医以丸药大下之,身热不去,微烦者,属栀子干姜汤。

伤寒,医下之,续得下利清谷不止,身疼痛者,急当救里,后身疼痛,清便自调者,急当救表,救里宜四逆汤,救表宜桂枝汤。

太阳病,过经十余日,反二三下之,后四五日,柴胡证仍在者,先与小柴胡,呕不止,心下急(一云呕止小安),郁郁微烦者,为未解也,可与大柴胡汤,下之则愈。

伤寒十三日不解,胸胁满而呕,日晡所发潮热,已而微利,此本柴胡证,下之不得利,今反利者,知医以丸药下之,此非其治也。潮热者实也,先服小柴胡汤以解外,后以柴胡加芒消汤主之。

伤寒十三日,过经,谵语者,以有热也,当以汤下之。若小便利者,大便当硬,而反下利,脉调和者,知医以丸药下之,非其治也。若自下利者,脉当微厥,今反和者,此为内实也,属调胃承气汤证。

伤寒八九日,下之,胸满烦惊,小便不利,谵语,一身尽重不可转侧者,属柴胡加龙骨牡蛎汤。

火逆下之，因烧针烦躁者，属桂枝甘草龙骨牡蛎汤。

太阳病，脉浮而动数，浮则为风，动则为痛，数则为热（通行本多数则为虚），头痛发热，微盗汗出，而反恶寒者，表未解也，医反下之，动数变迟，膈内拒痛（一云头痛即眩），胃中空虚，客气动膈，短气躁烦，心中懊侬，阳气内陷，心下因硬，则为结胸，属大陷胸汤证。若不结胸，但头汗出，余处无汗，剂颈而还，小便不利，身必发黄，属五苓散证。

伤寒五六日，呕而发热者，柴胡汤证具，而以他药下之，柴胡证仍在者，复与柴胡汤。此虽已下之，不为逆，必蒸蒸而振，却发热汗出而解。若心下满而硬痛者，此为结胸也，大陷胸汤主之（用前方）；但满而不痛者，此为痞，柴胡不中与之，属半夏泻心汤。

本以下之，故心下痞，与泻心汤，痞不解，其人渴而口燥烦、小便不利者，属五苓散。

伤寒中风，医反下之，其人下利日数十行，谷不化，腹中雷鸣，心下痞硬而满，干呕心烦不得安。医见心下痞，谓病不尽，复下之，其痞益甚，此非结热，但以胃中虚，客气上逆，故使硬也，属甘草泻心汤。

伤寒服汤药，下利不止，心下痞硬，服泻心汤已，复以他药下之，利不止，医以理中与之，利益甚。理中焦，此利在下焦，属赤石脂禹余粮汤。复不止者，当利其小便。

太阳病，外证未解，而数下之，遂协热而利，利下不止，心下痞硬，表里不解者，属桂枝人参汤。

下后不可更行桂枝汤，汗出而喘，无大热者，属麻黄杏子甘草石膏汤。

阳明病，下之，其外有热，手足温，不结胸，心中懊侬，饥不能食，但头汗出者，属栀子豉汤证。

伤寒吐后，腹胀满者，属调胃承气汤证。

病人无表里证，发热七八日，脉虽浮数者，可下之，假令已下，脉数不解，合热则消谷善饥，至六七日不大便者，有瘀血，属抵当汤。

本太阳病，医反下之，因尔腹满时痛者，属太阴也，属桂枝加芍药汤。

伤寒六七日，大下，寸脉沉而迟，手足厥逆，下部脉不至，喉咽不利，唾脓血，泄利不止者，为难治。

伤寒本自寒下，医复吐下之，寒格更逆吐下，若食入口即吐，属干姜黄芩黄连人参汤。

按：本卷共增十四字，订正七字，删四字。

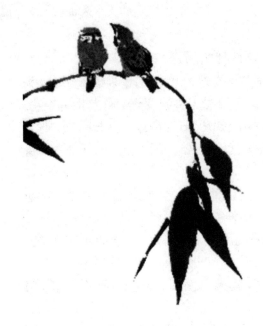

附一：方剂索引

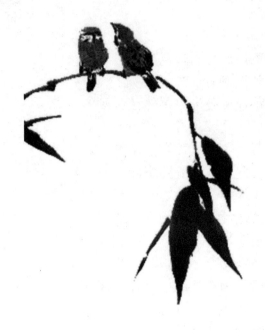

附二：度量衡考证结果

一、汉代度量衡换算

（一）重量

1 斤＝16 两＝64 分＝384 铢＝250 克＝250 毫升

1 两＝4 分＝24 铢＝15.625 克

1 分＝6 铢＝3.9 克

1 铢（百黍之重为铢）＝0.65～0.7 克

1 方寸匕≈金石类药末 2.74 克≈动物类药末 2 克≈草木类药末 1 克

1 钱币＝5～6 分＝2 克

（二）容量

1 斛＝10 斗＝100 升＝1 000 合≈20 000 毫升

1 斗＝10 升≈2 000 毫升

1 升＝10 合≈200 毫升

1 合＝2 龠≈20 毫升

1 龠≈5 撮≈10 毫升

1 撮≈4 圭≈2 克≈2 毫升

1 圭≈0.5 毫升

（三）长度

1 尺＝10 寸＝23.1 厘米

1 寸＝10 分＝2.31 厘米

1 分＝0.231 厘米

（四）其他

梧桐子大≈黄豆大

二、宋代以后度量衡换算

1 斤＝10 两＝600 克

1 两＝10 钱＝37.5 克

1 钱＝10 分＝3.75 克

1 分＝10 厘

1 厘＝10 毫

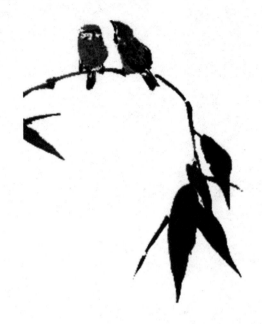

附三：特殊药物剂量实测结果

五味子	1升＝89.07克
半夏	1升＝133.8克
芒硝	1升＝172.05克
葶苈子	1升＝146.01克
杏仁（去皮尖）	1升＝108.24克
麦冬	1升＝134.07克
火麻仁	1升＝115.07克
吴茱萸	1升＝96.05克
赤小豆	1升＝140.01克
粳米	1升＝167.78克
蜂蜜	1升＝276.44克
人尿	1升＝201.05克
猪胆汁	1升＝210.02克
淡豆豉	1升＝110.11克
阿胶	1梃＝15.63克
厚朴	1尺＝47.01克
蜀椒	1升＝50克
栀子	1枚＝0.59克
肥栀子	1枚＝0.74克

水蛭	1 个＝3.1 克
虻虫(去翅足)	1 个＝0.17 克,1 升＝16 克
杏仁(去皮尖)	1 个＝0.42 克
桃仁(去皮尖)	1 个＝0.36 克
附子	1 个＝12.01 克
大附子	1 个＝15.05 克
乌头	1 枚＝3 克
大乌头	1 枚＝5～6 克
大枣	1 枚＝2.5 克
枳实	1 枚＝1.92 克
瓜蒌实(大者、干品)	1 枚＝90.12 克
石膏	1 鸡子大＝63.05 克
竹叶	1 把(二两)＝31.30 克
半夏(如枣核大)	1 枚＝0.61 克